解读《伊尹汤液经》

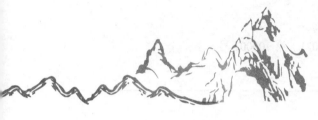

冯世纶　主编

全国百佳图书出版单位
中国中医药出版社
·北京·

图书在版编目（CIP）数据

解读《伊尹汤液经》/ 冯世纶主编 . —北京：中
国中医药出版社，2022.6
（中医师承学堂）
ISBN 978-7-5132-7022-9

Ⅰ.①解… Ⅱ.①冯… Ⅲ.①《伤寒杂病论》—经方—
研究 Ⅳ.① R222.16

中国版本图书馆 CIP 数据核字（2021）第 109001 号

中国中医药出版社出版

北京经济技术开发区科创十三街 31 号院二区 8 号楼
邮政编码　100176
传真　010-64405721
河北省武强县画业有限责任公司印刷
各地新华书店经销

开本 710×1000　1/16　印张 15.25　字数 219 千字
2022 年 6 月第 1 版　2022 年 6 月第 1 次印刷
书号　ISBN 978-7-5132-7022-9

定价　65.00 元
网址　www.cptcm.com

服 务 热 线　010-64405510
购 书 热 线　010-89535836
维 权 打 假　010-64405753

微信服务号　zgzyycbs
微商城网址　https://kdt.im/LIdUGr
官 方 微 博　http://e.weibo.com/cptcm
天猫旗舰店网址　https://zgzyycbs.tmall.com

如有印装质量问题请与本社出版部联系（010-64405510）

前 言

　　《汉书·艺文志·方技略》经方类记有《汤液经法》三十二卷，后世失传。近有张大昌献家藏敦煌传本《辅行诀五脏用药法要》，谓"二旦、六神、大小"等六十方证为《伊尹汤液经》（简称《汤液经》《汤液》或《伊尹汤液》）之主要内容（西晋·皇甫谧《针灸甲乙经·序》亦有张仲景论广《伊尹汤液》方证撰成《伤寒杂病论》之说），引起中医界很大轰动。中医学界对于《伊尹汤液经》撰写年代多无确论，多数学者认为不会出自殷商时期。杨绍伊先生于1948年，撰写了有关《伤寒杂病论》经方的考证专著，认为张仲景《伤寒杂病论》保存了《汤液经》的全部内容。杨氏通过经学考证、医理探讨，自认为辑复了商代伊尹所著的《汤液经》，故将该书命名为《伊尹汤液经》。今天看来，该书的出版值得称赞和商讨。

　　值得称赞者，杨绍伊先生以深厚的经学功底考证今传本《伤寒论》中张仲景原序的真伪，即以"的是建安""均是晋音"，用"滴血验之"方法，证实"撰用《素问九卷》《八十一难》《阴阳大论》《胎胪药录》并《平脉辨证》"23字为西晋太医令王叔和加入，为经方学术师承脉络研究提供了宝贵的考证资料。杨绍伊先生考证今传本《伤寒论》不是张仲景一人创作编写，张仲景非《伤寒论》的创作者，而是《汤液经》的传经大师。在编排条文时，他判断出哪些是商代《伊尹汤液经》原文、哪些是后汉张仲景论广、哪些是西晋王叔和撰次仲景遗论（即张仲景弟子整理其师的遗留论述），为研究经方发展史、《伤寒杂病论》成书、六经辨证论治体系的形成提供了宝贵的参考资料。这是非常值得称赞的。

值得商讨者，杨绍伊先生以西晋·皇甫谧《针灸甲乙经·序》"仲景论广《伊尹汤液》为十数卷"为据，认为《汤液》出自殷商，且标明伊尹著，原文在东汉"岿然独存"，张仲景根据《伊尹汤液》原文论广，故《伊尹汤液》内容一字无遗保存于今传本《伤寒论》中。又分析《伤寒论》条文，据"与《商书》《商颂》形貌即相近，其方质廉厉之气比东汉之逸靡、西京之宏肆、秦书之谯谯、周书之谔谔"类比，把条文分成《汤液》原文、仲景论广、仲景遗论三类，辑复成《伊尹汤液经》一书。我们在称赞杨绍伊先生文字考证功夫水平极高的同时，应该考虑到：中医药学经典的考证，不但需要文字功夫，还需要临床实践验证、医理体悟思考。一个人的生命是短暂的，对医学贡献认识很难面面俱全，其正确性往往不能一步到位，真理常常需要几代人、十几代人的努力才能昭然若揭。应该看到，杨绍伊先生的辑复有待进一步验证，如他划分的《伊尹汤液经》原文、仲景论广、仲景遗论三类文字，历史上《汤液经》的原貌是否完全如此？又如他认为"伤寒为里病""伤寒有五"等与经方学所理解的"伤寒"学术观点一致吗？更明显者，他认为《汤液经》确为商代伊尹所撰，真实的历史是这样吗？以上这些疑问均有待于我们继续查阅资料、关注出土文献、临床实践、体悟验证。

虽然杨绍伊先生辑复的《伊尹汤液经》存在着这样那样的争议，但该书以杨绍伊先生炉火纯青的经学功底阐发汤液家经旨，在近代中国医学史上较早提出今传本《伤寒论》不是张仲景一人创作编写，张仲景非《伤寒论》的创作者，而是《汤液经》的传经大师，并提供了珍贵的考证资料，为中医学术的发展历程展现出更为悠远的历史空间，其学术意义与影响重大而深远。

本书刊世后，深受中医界重视，如20世纪50年代胡希恕先生即十分赞赏其观点，胡老以严谨的经方学家树起以八纲释六经的大旗，阐明仲景传下来的经方医学是有别于《黄帝内经》医经医学的，是方证相投的辨证论治理论体系。21世纪初以来，李鼎、钱超尘、李茂茹等先生对此书文献相继进行研究，更引起人们的关注。惜该书初版刊量少，很难寻觅，后未再版。即使得见此书者，亦因杨氏考证之文文辞古雅，用典丰富，《汤液经》经文简练古拙，"方质廉厉"，不易读懂，故疏而远之，因此该书一直未引起普遍关注。鉴于该书以传统经学考证研究经方传承，其功底之深厚，观点之鲜明，见解之独到，在中医史上是独树一帜的，于是，我们特请北京中医药大学图书馆古籍部邱浩同志将该书加以标点、适当注解，聘请钱超尘教授做文献顾问，并以胡希恕先生经方学观点，结合编者多年临床经方应用体会，对杨绍伊先生辑复的《伊尹汤液经》予以解读，以便于广大读者理解该书，进一步研讨中医经方学术的继承和发展。

需要说明的是，由于我们的水平有限，解读难免有误，学术观点亦难免有与伤寒学界通行观点不一致处。但我们出版本书的初衷，是让更多的人关注本书，对杨绍伊先生研究经方传承的成就有所了解，对经方发展史、经方实质有所了解，冀望丰富中医学术，弘扬中医事业。李鼎教授说得好："探讨研究，并不等于已成定论；启发思考，应当是大有好处。"愿读到本书的同道都能有所感悟。

冯世纶

2022 年 5 月

编写说明

　　本书主要是向读者展示《伊尹汤液经》原文，为了帮助读者阅读，特在前面介绍有关评论、考证文章，并对原文加以注释、语译和解读。

　　全书共分三编，第一编为中医界对杨绍伊辑复的《伊尹汤液经》的关注，重点介绍《伊尹汤液经》出版后的相关评论及考证文章。第二编为《考次汤液经序》解读，对原文进行现代标点、分段注释、语译、解读。第三编为《伊尹汤液经》解读，按原文分卷、分章节、列方证、加标点。凡杨绍伊认为属《汤液经》原文者，顶格写，并用加黑体字；杨氏认为属仲景论广者，低格写，用宋体字；杨氏认为属遗论者，低两格写，用仿宋字。

目 录

1

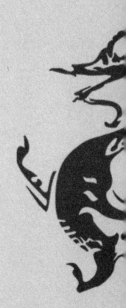

第一编

中医界对杨绍伊《伊尹汤液经》的关注

第一篇　李鼎回忆杨绍伊（节录）

一、《国学大师与中医学》（节录）

业师刘民叔和杨绍伊两先生从学于廖季平先生，当是在四川国学专门学校时，由医及儒，深究国学。廖氏讲论《内经》，至刘、杨课医则不谈《内经》，特注重《神农本草经》及仲景书，自谓神农、伊尹学派，与黄帝、岐伯学派不同。神农、伊尹是为汤液立法，黄帝、岐伯主要是为针灸立论。这是根据皇甫谧《针灸甲乙经》序文上的一段话："伊尹以元（亚）圣之才，撰用《神农本草》以为《汤液》……仲景论广《汤液》为数十（十数）卷，用之多验。"杨老进一步从仲景书中辑《汤液经》一书，出版时，我写了题签（书影）。我们诵读的《神农本草》是刘师据王壬秋（闿运）刊印于尊经书院的嘉祐官本重排校印的本子。在这本书上，我会合孙星衍、顾观光各辑本、《证类本草》及《御览》引文校对。治学的方法是走清代考据家的路子，所下功夫已在孙、顾诸人之上了。刘、杨二先生强调经方家不同于医经家，因而不谈《内经》，自见其朴学风范。我则溯源导流，从针灸而及医经，不能不细考《内经》及其渊源，对廖先生的治学历程有必要来一番回顾，其间当可得到些学术上的某种传承。

原载《医古文知识》2003，（4），6

二、杨绍伊先生《考次汤液经序》（节录）

[前记] 前年，在本刊登出《国学大师与中医学》一文中提到杨绍伊先生曾就张仲景医书考证出《汤液经》原书，引起不少人的关注。台湾"清华大学"某研究生辗转来函询问此书的眉目。为此，特全文转载《考次汤液经》的原序，可以让大家略知究竟。杨绍伊先生和刘民叔先生同受学于国学大师廖季平前辈，一代经师，晚年以其余力探访医经，二先生由是专攻医典，阐发汤液家经旨，并先后从川来沪，讲学行医。杨师考次、编述《汤液经》，刘师为之刊印，并作为教本以授生徒。此时，我为全书录稿，书稿成，刘师商之于师母，出资付印，故在我书写的印记上标明"刘氏一钱阁曾福臻镌刻"。"一钱阁"作为刘师之号，"曾福臻"则是师母之名，题签之字没有请当时的名家，而由我这个录稿的学生"敬署"。这样，从书的考次、编述、录稿到出版，全由师生自家完成，这是1948年冬天的事。

杨师的《考次汤液经序》是篇典雅的古文，近代医家能写这样的古文已不多见。特别是虚词的运用，声调的和谐，气势的流畅，都不是故意作"艰深"者可比的。我只是加上标点，略作添注，让人们更容易读。文章论证逐步深入，丝丝入扣，既不作繁琐的考证，又不是空洞的说教，而是朴实的探讨性文字，读之自能领会。《考次汤液经》为研究仲景医书别开生面，表明仲景之前一个层次，仲景后又一个层次。仲景之前归于伊尹，这正如《本草》(《本经》)归之于神农，《内经》归之于黄帝是相类似的。我们自可不必拘于一时一人之说。全序较长，将分三次登完。(略)

原载《医古文知识》2005，(1)，38

三、刘民叔先生《伊尹汤液经》跋（节录）

［前记］杨绍伊先生《考次汤液经序》已经在本刊分期登完。由于文章典雅，简练有余，在通俗易懂方面自然是有距离的。阅读时要反复琢磨，具体结合《伤寒》《金匮》的有关条文，仔细剖析，才能领略其中道理。探讨、研究并不等于已成定论，启发思考应当是大有好处。杨师晚年，为此书的"考次"倾尽精力，完稿后，刘师筹划出版，此时，杨师则溘然因消渴逝世。遗书遗稿原均保存于刘师家，十年浩劫中竟致"靡有孑遗"，所遗留的也只有这本幸得出版的医书了。

刘师出版本书时专门写了一篇"跋"，介绍杨师的生平经历、治学与为人。同样，这也是一篇典雅的古文。杨、刘二师同受学于经学大师廖季平先生，又研习医学，先后从川来沪，讲学行医，相处如同一家。后杨师闭门著述，以孔子的《论语》正文为经，集合孔子有关言论为纬，释词解语，把考据、辞章和义理几方面都结合起来，编成《论语绎语》。绎，有演绎、陈述、连续等义。这可算是一部关于孔子言论的最为集中、完整的诠释性著作，已有出版物中还没有类似的书籍。杨师另一著作《语助词核》，是就明、清学者有关语助词的研究进行全面的考核、评析。古文的韵味，关键在于用好语助词。杨师所写的《考次汤液经序》，其运用助词之丰富是很有特色的。刘师的"跋"文则以简括见长，在短短352字中，对杨师的一生做了全面的论定。现在我们就两师的文章，既是"读其文"，又从而"知其人"，师情友谊，可以想见廖先生之遗风，吉光片羽，弥足珍贵。

原载《医古文知识》2005，（4），37

第二篇　胡希恕论《伤寒论》的独特理论体系

中医治病，之所以辨证而不辨病，是与它的发展历史分不开的，因为中医发展远在数千年前的古代，当时既没有进步科学的依据，又没有精良器械的利用，故不可能有如近代西医面向病变的实质和致病的因素，以求疾病的诊断和治疗，而只有凭借人们的自然官能，于患病人体的症状反应，去探索治病的方法经验，经实践复实践，不但促进了四诊的进步、药性的理解和方剂配制的发达，而且对于万变的疾病，亦终于发现了一般的规律反应，并于此一般规律反应的基础上，试验成功了通治一般疾病的种种验方。所谓《伊尹汤液经》即集验方的最早典籍，不过这亦和《神农本草经》《黄帝内经》一样，本是难以数计的民众于长期不断的疾病斗争中所取得的丰硕成果，却记在帝王宰相们的功德薄上。《汤液经》见于《汉书·艺文志》，晋皇甫谧于《甲乙经·序》中谓"仲景论广《伊尹汤液》为十数卷，用之多验"。可见仲景著作大都取材于《汤液经》，谓为论广者，当不外以其个人的学识经验，或间有博采增益之处，后人以用之多验。《汤液经》又已失传，遂多误为张氏独出心裁的创作，因有"方剂之祖""医中之圣"等无稽过誉的推崇。试问：在科学还不发达的古代，只是于变化莫测的疾病证候反应上，探求疾病一般的发展规律和治疗准则，并制定出种种必验的治方，若不是在长久的年代里和众多的人体上，历经千百万次的反复试验、观察，反复实践，又如何可能完成这样百试百验的精确结论？故无论伊尹或张仲景都不会有这样奇迹的发明，而只能是广大劳动群众，在不断的疾病斗争实践中，逐渐积累起来的伟大成果。它有很长的历史发展过程，而绝不是，亦不可能是某一个时代，更不要说是某一个人便能把它创造出来。《汤液经》的问世即标志了辨证施治的方法长成，但《汤液经》亦不会出于遥远的商代，更与伊尹拉不上关系。至于张仲景，要不外是《汤液经》的杰出传人，《汤液经》已不可得，赖有仲景书，则辨证施治的规律法则和多种多样的证治验方，幸得流传下来，此又不能不说是仲景之功也。

仲景书本与《内经》无关，只以仲景序言中有"撰用《素问九卷》……"，遂使注家大多走向附会《内经》的迷途，影响后来甚大。其实细按其序文，绝非出自一人手笔，历来识者亦多疑是晋人作伪，近世杨绍伊辨之尤精，今择要介绍于下，以代说明。

杨绍伊在其所著《伊尹汤液经》中写道：

知者以此篇序文，读其前半，韵虽不高而清，调虽不古而雅，非骈非散，的是建安。"天布五行"与"省疾问病"二段，则笔调句律，节款声响，均属晋音。试以《伤寒例》中词句，滴血验之，即知其是一家骨肉……再以文律格之，"勤求古训，博采众方"，在文法中为浑说；"撰用《素问九卷》"等五句，在文法中为详举。凡浑说者不详举，详举者不浑说，原文当是："感往昔之沦丧，伤横夭之莫救，乃勤求古训，博采众方，为《伤寒杂病论》，合十六卷。"此本辞自足，而体且简，若欲详举，则当云"感往昔之沦丧，伤横夭之莫救，乃撰用《素问九卷》《八十一难》《阴阳大论》《胎胪药录》并《平脉辨证》为《伤寒杂病论》，合十六卷"，不当浑说又后详举也……且《素问九卷》《八十一难》《阴阳大论》三书，三阳三阴篇中无一语道及，辨脉、平脉之答曰师曰类，又非仲景自作，其《伤寒例》一篇，为叔和之作，篇中已有明文。而《伤寒例》，即首引《阴阳大论》，篇中之语，亦悉出此三书，是三书乃叔和撰用之书，非仲景博采之书也。再以叔和撰次者证之，叔和撰次之篇有《平脉法》一篇，此撰用之书，有《平脉辨证》一种，此撰用之《平脉辨证》，即《平脉法》出处之注脚，《平脉法》即为出于《平脉辨证》，则《平脉辨证》必非仲景所博采。又三阳三阴篇中，叔和撰次之可考见者，除问曰答曰之《辨脉法》类，与问曰师曰之《平脉法》类外，无第三类，此撰用之书，除《素问九卷》《八十一难》《阴阳大论》三书，为撰《伤寒例》之书外，亦唯《胎胪药录》《平脉辨证》二种。《平脉法》之问曰师曰类，既为出于《平脉辨证》，则《辨脉法》之问曰答曰类，必为出于《胎胪药录》无疑。由是言之，叔和之作伪，实欲自见其所撰用之书，下之二段为自述其渊源所自而已。

仲景书古文古奥，本来难读，向来读者又惑于叔和的伪序，大都戴上了《内经》的带色眼镜，因而不可能更客观地看待仲景书，唯其如此，也就不可能通过仲景书以阐明辨证施治的方法体系和其精神实质了。中医的辨证施治，是广大劳动群众在与疾病斗争实践中总结出来的，而不是什么生而知之的圣人创造出来的，关于这一点，是无人加以否认的吧？唯其是来自于实践，当然必有其客观的形式和真理，形式即以上所说的辨证施治的方法体系，真理即以上所说的辨证施治的精神实质。但此实践的总结，今只有见之于仲景书，则于辨证施治的研究，若舍仲景书，又于何处求之呢？本著即透视仲景书的证治精神，和结合临证的实践而进行深入探讨。

中医的发展原是先针灸而后汤液，以经络名病习惯已久，《伤寒论》沿用以分篇，本不足怪，全书始终贯穿着八纲辨证精神，大旨可见。惜大多注家执定经络名称不放，附会《内经》诸说，故终弄不清辨证施治的规律体系，更谈不到透视其精神实质了。其实六经即是八纲，经络名称本来可废，不过本著是通过仲景书的阐明，为便于读者对照研究，因并存之，《伤寒论》对于六经各有概括的提纲，今照录原文，并略加注语如下：

"太阳之为病，脉浮，头项强痛而恶寒。"

注解：太阳病，即表阳证，意是说，太阳病是以脉浮，头项强痛而恶寒等一系列证候为特征的，即是说，无论什么病，若见有脉浮，头项强痛而恶寒者，即可确断为太阳病证，便不会错误的。

"阳明之为病，胃家实是也。"

注解：阳明病，即里阳证。胃家实，谓病邪充实于胃肠的里面，按之硬满而有抵抗或压痛的意思。大意是说，凡病胃家实者，即可确断为阳明病。

"阳明外证云何？答曰：身热汗自出，不恶寒，反恶热也。"

注解：胃家实，为阳明病的腹证，此外还有阳明病的外证，可供我们诊断。身热、汗自出、不恶寒、反恶热这一系列证候，即其外证，凡病见此外证者，亦可确断为阳明病。

"少阳之为病，口苦，咽干，目眩也。"

注解：少阳病，即半表半里阳证，意是说，少阳病是以口苦、咽干、目眩等一系列证候为特征的，凡病见此特征者，即可确断为少阳病。

"太阴之为病，腹满而吐，食不下，自利益甚，时腹自痛，若下之，必胸下结硬。"

注解：太阴病，即里阴证，意是说，太阴病是以腹满而吐、食不下、自利益甚、时腹自痛等一系列证候为特征的，凡病见此一系列证候者，即可确断为太阴病。太阴病的腹满为虚满，与阳明病胃家实的实满大异，若误以实满而下之，则必益其虚，将致胸下结硬之变。

"少阴之为病，脉微细，但欲寐也。"

注解：少阴病，即表阴证，这是对照太阳病说的，意即是说，若前之太阳病，脉见微细，并其人但欲寐者，即可确断为少阴病。

"厥阴之为病，消渴，气上撞心，心中疼热，饥而不欲食，食则吐蛔，下之利不止。"

注解：厥阴病，即半表半里阴证。大意是说，厥阴病常以消渴、气上撞心、心中疼热、饥而不欲食、食则吐蛔等一系列证候反映出来，凡病见此一系列证候者，即可确断为厥阴病。半表半里证不可下，尤其阴证更当严禁，若不慎而误下之，则必致下利不止之祸。

基于前之六经八纲的说明，可得这样的结论，即不论什么病，而患病机体的反应，在病位则不出于表、里、半表半里，在病情则不出于阴、阳、寒、热、虚、实，在病型亦只有三阳三阴的六类，通过临床实践的证明，这亦确属屡经屡见的事实，以是可知，则六经八纲者，实不外是患病机体一般的规律反应，中医辨证，首先即辨的是它们；中医施治，亦主要是通过它们以定施治准则。故可肯定地说，中医辨证施治的首要精神，即是在患病机体一般的规律反应的基础上，讲求一般疾病的通治方法。

节选自《胡希恕讲伤寒杂病论》

第三篇　钱超尘《仲景论广伊尹汤液考》(节录)

皇甫谧《针灸甲乙经·序》："伊尹以元圣之才，撰用《神农本草经》以为《汤液》。"又云："仲景论广《伊尹汤液》为十数卷，用之多验。近代太医令王叔和撰次仲景遗论甚精，皆可施用。"林亿《伤寒杂病论·序》云："夫《伤寒论》盖祖述大圣人之意，诸家莫其伦拟，故晋皇甫谧序《甲乙经》云：伊尹以元圣之才，撰用《神农本草经》以为《汤液》，汉张仲景论广《汤液》为十数卷，用之多验。近世太医令王叔和撰次仲景遗论甚精，皆可施用。是仲景本伊尹之法，伊尹本神农之经，得不谓祖述大圣人之意乎？"清·姚振宗《后汉书·艺文志》在张仲景方十五卷下云："按王应麟《汉书·艺文志考证》引皇甫谧曰：仲景论广《伊尹汤液》为十数卷。按汉志经方家有《汤液经法》三十二卷，仲景论定者，盖即是书。"

1988年中国中医研究院中国医史文献研究所马继兴教授主编的《敦煌古医籍考释》、1994年甘肃中医学院丛春雨先生主编的《敦煌中医药全书》均收录《辅行诀脏腑用药法要》（以下简称《辅行诀》）。《辅行诀》以确切的资料证明《伤寒杂病论》是在《汤液经》一书的基础上撰成。

《伤寒论·序》中的两段文字非为张仲景自撰，乃出于后人之手。《伤寒论·序》云："乃勤求古训，博采众方，撰用《素问九卷》《八十一难》《阴阳大论》《胎胪药录》，并《平脉辨证》，为《伤寒杂病论》，合一十六卷。"从撰用至《平脉辨证》计23字，以及《伤寒论·序》"夫天布五行"至"夫欲视死别生，实为难矣"，非张仲景所自撰，而为后人所增入。这一论断由以下文献材料所证明：

1. 孙思邈《备急千金要方·序》标名引用仲景《伤寒论·序》，无此23字。卷一第二节《治病略例第三》引用"天布五行"至"固亦难矣"一段文字未标引张仲景名。《千金要方》引文通例，凡引张仲景文，率标仲景名，如卷一《诊候之四》之例。

2. 日本古本《康平本伤寒论·序》将此23字改为小字嵌注于"勤求古训，博采众方"8字之下。"天布五行"至"固亦难矣"一段文字低张仲景序文一格，表示这段文字非原序所有，而为解释阐发性文字。

3. 20 世纪 30 年代，中医文献学家杨绍伊《伊尹汤液经》一书以较多篇幅论证这 23 字及最后一段文字为王叔和所加，后来窜入正文。其文如下：

仲景序中"撰用《素问九卷》《八十一难》《阴阳大论》《胎胪药录》并《平脉辨证》"五句，与"若能寻余所集，则思过半矣"，至"夫欲视死别生，实为难矣"一节，悉出其撰次。知者以此篇序文，读其前半，韵虽不高而清，调虽不古而雅，非骈非散，的是建安。"天布五行"与"省疾问病"二段，则笔调句律、节款声响，均属晋音。试以《伤寒例》中辞句，滴血验之，即知其是一家骨肉。更证以《千金方》序文中引"当今居世之士，曾不留神医药"至"彼何荣势之云哉"一节，称"张仲景曰"。而绪论中引"天布五行，以运万类"至"夫欲视死别生，实为难矣"一节，不称"张仲景曰"，即知其语，非出自仲景之口。再以文律格之，"勤求古训，博采众方"，在文法中为浑说；"撰用《素问九卷》……"等五句，在文法中为详举。凡浑说者不详举，详举者不浑说。原文当是："感往昔之沦丧，伤横夭之莫救，乃勤求古训，博采众方，为《伤寒卒病论》，合十六卷。"此本辞自足而体且简。若欲详举，则当云："感往昔之沦丧，伤横夭之莫救，乃撰用《素问九卷》《八十一难》《阴阳大论》《胎胪药录》并《平脉辨证》，为《伤寒卒病论》，合十六卷。"不当浑说后，又详举也。且仲景为医中之汤液家，汤液家举书，不举《汤液经》而举《素问》，不数伊尹而数岐黄，何异家乘中不系祖祢而谱牒东邻也！至其下之"按寸不及尺，握手不及足，人迎、趺阳三部不参"云云，殊不知三部九候乃针灸家脉法，非汤液家脉法。针家刺在全身，势不能不遍体考脉。汤液家重在现证，脉则但候其表里寒热、藏府虚实、荣卫盛衰，以决其治之可汗不可汗，可下不可下而已矣。故诊一部亦已可定，不必遍体摩挲，以汤液家而用针灸汗出，故知非少阴也，可与小柴胡汤，设不了了者，得屎而解"（赵本第 148 条）低格写，列为仲景论广。这样清晰地看出，是张仲景在八纲辨证中加入了半表半里理念，亦因而有了和法的治疗。

由以上两项考证资料表明，经方发展于古代，原有三阴三阳、六经概念，属于八纲辨证理论体系。但东汉前有关病位概念只有表里、内外、浅深，无半表半里理念，其治法不完善，没有和法，因此六经辨证理论也不完善。是张仲景据临床经验，认识到疾病的变化病位不仅有表、里不同，还有半表半里变化的不同，因此加入半表半里理念于八纲中，而形成了完善的六经辨证论治体系。其六经实质亦很清楚，它是属八纲辨证论治体系，即其太阳病证为表阳证，阳明病证为里阳证，少阳病证为半表半里阳证，太阴病证为里阴证，少阴病证为表阴证，厥阴病证为半表半里阴证。

中医与中华文化密切相关，"由经学发展到论医……这正是出于文化同源的关系"（李鼎 . 国学大师与中医学 . 医古文知识，2004，（4）：7）杨绍伊与其师廖平先生一样以经学研究中医，其思路及其观点深受学术界重视。杨绍伊特重于经方的研究，以国学、经学研究经方是其特点，其撰写的《伊尹汤液经》，不论对中国文学史和经方发展史，都留下了珍贵的资料。当然，对于《汤液经法》的产生年代、作者、学术内容等还有待探讨。鉴此，有志于经方、中医学术研究者，对其著作应高度关注。

原载《中医中医药报》2007 年 9 月 3 日

第五篇　冯世纶《试论经方的起源及其理论体系的形成》

经方，是指《神农本草经》（简称《本经》）、《汤液经法》（又称《伊尹汤液经》，简称《汤液》）、《伤寒杂病论》（简称《伤寒》）为代表的中医药学体系，在我国医药学界有着深远影响，其魅力所在，不仅是其方药及方证，更关键在其特有的理论体系。但由于种种历史原因，后世不能正确理解其理论，认为"中医的理论来源皆来自《内经》"，更因《伤寒论·序》有"撰用《素问九卷》"之言，则认为《伤寒》的理论来源于《内经》，因把经方理论与《内经》、岐黄医经学派混同。要继承和弘扬经方医学，必须先明了其理论体系，因此，对经方的理论来源及理论体系，有必要进行深入探讨。

一、《本经》标志了经方的起源

《本经》的撰成年代和作者是谁，至今仍不清楚，但一致公认是我国最古最早的医药学著作，代表了我国医药的起源，如徐灵胎于《本草古今论》中谓"本草之始，昉于神农"。其实《本经》与《伤寒》一样，不是一个人、一个朝代所完成的，它是我们先人祖祖辈辈养生保健、防病治病的经验总结，它起始于神农时代是历史事实。

《本经》所以依托神农之名，一是确与神农有关；二是因在神农时代虽没有文字，但已积累了不少防病治病知识，后世记载其内容当源于神农。中国社会科学院历史研究所研究员王震中说："神农时代大约距今10000年前到5000年前。"即在黄帝之前。我国考古工作者于 1979 年至 1984 年对河北省蔚县的多处遗址进行了考古发掘工作，发掘出 6 处房屋，形制基本相同，房屋都是坐北朝南、半地穴式建筑，这些房屋，都是在生土层上向下挖约 40 厘米，四壁和居住面都用草拌泥进行抹平，然后用火焙烤，居住面平整而又坚硬，火塘位于屋子的中央。同时又发现的许多石器、陶器等属仰韶文化。又于 1995 年在河北省阳原县姜家梁遗址考古发掘，恰好与考古学上的仰韶文化所处的时代相吻合，也与史书中记载的神农氏时代相对应。这些考古资料证实了，我们的祖先在神农时代生活于大自然环境中，逐渐适应环境，认识大自然，体悟到"人法地，地法天，天法道，道法自然"之理。天（自然环境）有白天、黑夜、寒、热、温、凉阴阳变化，人体亦有相应变化。为了防寒、防止生病则盖窝棚、房屋而居，为了进一步防寒，则于屋中央修建火塘取暖、门向南开；为了夏天防暑，把房屋建成半地穴式。显然从生活上认识到"寒者，热之；热者，寒之"寒热阴阳之理。同时生活中难免疲劳受寒，引起头痛、恶寒、发热等症状，用火烤感到舒服，故熏烤或热熨皮肤，使汗出而解；或服碗热汤、热粥同时盖上棉被汗出而解；或用草药煎汤熏洗而解，或用生姜、葱、大枣等煎汤热服及加盖棉被取汗而解（也因之经方又称"汤液"），或用大黄、芒硝可以解除便秘之苦……当时虽没有文字，但积累的经验流传于后代，当有文字后便记载下来。《本经》所记载"麻黄，味苦，温。主中风、伤寒头痛"；"柴胡，味苦，平。主心腹肠胃中结气，饮食积聚，寒热邪气，推陈致新"；"大黄，味苦，寒。下瘀血……荡涤肠胃，推陈致新，通利水谷"……365 味药，反映了神农时代的用药经验。《伤寒》中多处记载"若被火者"、"若火熏之"、以粥治病、以麻黄汤发汗、以大承气通腑实等治法，标明了汉代对神农时代的继承、创新和弘扬。因这些医药知识产生于神农时代，称之为《神农本草经》当不徒有虚名。有关《本经》成书的时代，章太炎认为：
"神农无文字，其始作本草者，当在商周间，代有增益，至汉遂以所
出郡县附之耳。"钱超尘教授据《周易》有"无妄之疾，勿药有喜"，
《国语·楚语》有"若药弗瞑眩，厥疾弗瘳"，《论语》有"季康子馈
药"等关于药物知识的记载，认为"先秦时代人们对药性药效已有
所认识，并载于古书，《本经》形成于先秦乃至周初，增补于汉代，
《汉书·艺文志》所以无其名者，或与《汤液》32卷合为一书亦未
可知"。说明《本经》不是一朝一代一人所著成，但其起源确是始于
神农而早于岐黄。

　　《本经》中"治寒以热药，治热以寒药"的论述，是根据症状反
应用相对应的药物治疗，反映了经方科学的起源，是根据人患病后
出现的症状，以八纲辨证、以八纲辨药，开创了以八纲辨证的经方
医学体系。书中更详细记述了365味药物，以四气五味适用于人体
患病后表现出的寒、热、虚、实、阴、阳症状，显示了单味药防治
疾病的经验，其述证主用寒、热、虚、实、表、里、阴、阳，即八
纲理论，标志了经方基础理论的起源。

二、《汤液》标志了经方理论的发展

　　《本经》反映了古人根据人患病后出现的症状，用对应的药物治
疗，先是积累了单味药治病的经验。渐渐认识到，有些病需要二味、
三味……组成方剂治疗，这样逐渐积累了用什么方，治疗什么证，
即方证经验。

　　《汤液》即是经方方药、方证的代表著作。该书在《汉书·艺文
志·方技略》有"《汤液经法》三十二卷"的记载，证明汉以前确有
此书，并简述了经方医学的特点："经方者，本草石之寒温，量疾病
之浅深，假药味之滋，因气感之宜，辨五苦六辛，致水火之齐，以

通闭解结，反之于平；及失其宜者，以热益热，以寒增寒，精气内伤，不见于外，是所独失也。"即说明，经方的复方也是用药物的寒热温凉以治疗疾病的寒热虚实，并根据疾病症状反应在表还是在里的不同，使用不同的治疗方法，达到恢复人体阴阳平衡之目的。这里的基本理论即用八纲，是与《本经》一脉相承的。不过对该书的著成年代、作者，至今亦无定论，但章太炎的考证有着重要价值："神农无文字，其始作本草者，当在商周间。皇甫谧谓'伊尹始作《汤液》，或非诬也。""夫商周间既以药治病，则必先区其品为本草，后和其齐（剂）为经方。"是说《汤液》的成书在《本经》后，但相差无几，有人认为《汤液》或即是《本草》一书，此论有待考证。

经方方证积累是一个很长的历史过程，丰富的方证积累，影响着医药学发展，亦影响到政治、文化等，"方法"一词的出现与之不无关系。这种以八纲指导的方证相应治病法，对后世影响很深，甚者作为"秘方""对病真方"保存下来，得以流传。后世虽因以《内经》释《伤寒》致六经实质不清，但有不少人因熟记了各方剂的适应证，也能用几个经方治病，这样不用经方理论亦称为"经方家"；而吉益东洞称不用阴阳五行，只强调"方证对应"也成经方一派而称著于日本。不过应当指出的是，吉益东洞所称的"方证对应"，不用五行是事实，但并未离八纲，他所讲解的"药征"亦未离八纲，更未离阴阳。说明方证积累过程中，是用八纲治病的经验总结，它孕育着六经辨证论治体系的形成。

20世纪40年代，杨绍伊先生更以其文字功夫考证，认为《伤寒》的原文大部分出自《汤液》，他以"张仲景论广《伊尹汤液》为十数卷"为据，认为《汤液》出自殷商，原文在东汉岿然独存，张仲景据此论广，故原文一字无遗存在于《伤寒》中。又分析《伤寒》

条文，据"与《商书》《商颂》形貌即相近，其方质廉厉之气比东汉之逸靡、西京之宏肆、秦书之谯谯、周书之谔谔"，分辨出《汤液》原文、张仲景论广条文及遗论。这种考证，且不论是否确切，但明确提出了：第一，《汤液》确实存在于汉前，商周已有积累，众多方证皆以八纲为理论，病位分表里，病性分阴阳。应当说明的是，与《本经》一样，不是一朝、一代、一个人所完成，托名《伊尹汤液经》只是标志时代背景而已。第二，《伤寒》主要内容来自《汤液》，张仲景是"论广"，而不是据"当时流行传染病、伤寒病"、家族多患伤寒而死，于是"渴而掘井，斗而铸锥"，一个人由无到有而写成。第三，从张仲景论广条文中，看到了张仲景推动了经方的发展和长成。

三、《伤寒》标志了经方理论体系的长成

杨绍伊先生所著《伊尹汤液经》一书，为我们提供了研究经方理论的思路。他把《伤寒》原文分为《汤液》原文、张仲景论广条文、仲景遗论（弟子补入）条文三类，所据是文辞特点，其方法有待内行考订，其内容亦有待分析，这里仅就两个方面分析，来洞观仲景对经方理论的发展。

（1）分析六经提纲：杨绍伊先生在《伊尹汤液经》认为，《伤寒》中的太阳病、阳明病、少阳病、太阴病、少阴病、厥阴病（后世简称为六经或三阴三阳）名称，在《汤液》中即已出现，且有不少有关每经病证的论述，列为《汤液》原文，但无"××之为病"的提纲条，只在太阳病开头有"太阳病其脉浮"（注意仅见于《金匮玉函经》、唐本《伤寒论》版本）。作为六经提纲的条文，皆列为既不是《汤液》原文，也不是仲景论广，而是仲景遗论，由其弟子加入，特别在厥阴病提纲前有"师曰"两字。其意是在说：六经名早

已出现，但在《伤寒》才出现提纲，其提纲在仲景之时还未出现，而是其弟子后来加入。这里应特别关注的是，提纲的出现标明了六经含义，提纲是八纲概念，为病位、病性概念，标明了六经实质，是解读六经的关键。胡希恕先生正是据此并仔细分析各经病有关条文辨明了六经实质，即太阳病实为表阳证；少阴病实为表阴证；阳明病实为里阳证；太阴病实为里阴证；少阳病实为半表半里阳证；厥阴病实为半表半里阴证，标明六经实质为八纲概念，不是经络概念。

（2）分析《伤寒》第148条：按杨绍伊的分类，《汤液》无148条原文，被列为是仲景论广加入，附于第230条"阳明病，胁下坚满，不大便而呕，舌上胎者，可以小柴胡汤，上焦得通，津液得下，胃气因和，身濈然汗出而解"（杨绍伊认为是《汤液》原文）之后。《伤寒》148条原文为："伤寒五六日，头汗出、微恶寒、手足冷、心下满、口不欲食、大便硬、脉细者，此为阳微结，必有表，复有里也；脉沉亦在里也，汗出为阳微。假令纯阴结，不得复有外证，悉入在里，此为半在里半在外也；脉虽沉紧，不得为少阴病，所以然者，阴不得有汗，今头汗出，故知非少阴也。可与小柴胡汤，若不了了者，得屎而解。"

对本条的研究，经方大师胡希恕先生特着笔墨，由很多笔记可看到胡氏探讨良久、修改再三，而最终指明了两点：一者，该条病证特点是，病位不在表，不在里，而在半表半里；二者，治疗应易小柴胡汤为柴胡桂枝干姜汤（这里当然要参考有关小柴胡汤的论述，参见第95、96条）。在这里具体指明本条属半表半里阴证，并能指出治用小柴胡汤是柴胡桂枝干姜汤之误，这是难得的、来之不易的珍贵的研究，胡希恕先生正是以反复研讨《伤寒》条文为主，"并始终理会"，得出了《伤寒》的六经来自八纲。以是可知，经方发展至东汉，意识到病位除有表有里外，尚有半表半里，而半表半里又分阴阳，也就是说，是张仲景在继方证分类有表里之别后，又认识到有半表半里病位，从而使六经辨证理论体系臻于完善。

当然，理解这一概念，还要对比《伤寒》以前的经方著作特点，即《本经》《汤液》的理论特点。由《汉书·艺文志》可知，《汤液》有关病位论述，只有"浅深""内外"，即表和里，治疗当是用汗、吐、下。再看《伤寒》全文，大多内容是讲：在表用汗法，在里用吐、下法，以及汗后、吐后、下后出现的变证及治疗，这些多属《汤液》原文。显然是张仲景及其弟子们不仅继承了汉前的经方治法、经验教训，同时还加入了《汤液》没有的内容，即论广时加入新的见解，突出之处是在少阳病篇特别强调了不可吐下（第264条）、不可发汗（第265条），这就标明了，只能用以小柴胡汤为代表的和法。这样再结合第148条分析，可明显看出，《伤寒》在病位概念上，与汉以前出现的《汤液》有了明显不同，即除了有表里外，还有半表半里概念，这样经方辨证，原只用八纲，辨证时只有"抽象"，而加入半表半里理念，"乃具实形"，而形成了完善的六经辨证理论体系。

这里应特别注意的是，由经方的发展史可知，六经辨证的形成，是辨方证的规律总结，是八纲辨证理论的升华，有了六经辨证有助于指导正确地辨别方证，刘渡舟老师评价胡希恕先生："每当在病房会诊，群贤齐集，高手如云，唯先生能独排众议，不但辨证准确无误，而且立方遣药，虽寥寥几味，看之无奇，但效果非凡，常出人意外，此得力于仲景之学也。"赞扬了胡希恕先生医术高明，更是赞扬了六经辨证的科学性。

以上通过分析六经提纲，明确了六经提纲出现于《伤寒》，由仲景弟子加入，说明了六经名远在商周时已出现，为何用其名、其原始名义至今尚不清楚，但提纲出现于东汉，赋予了实质内容。通过分析第148条，可知汉以前经方只用八纲辨证，病位理念只有表、里，虽有六经名，但未形成六经辨证。而张仲景及其弟子意识到了其间尚有半表半里理念，由八纲抽象，变乃具实形而成六经辨证。因此，亦可知经方六经辨证论治理论，是在古代方证积累的基础上，由方证积累，进而进行分类而形成的，其理论基于八纲，是张仲景及其弟子认识到了，表里之间尚有半表半里病位，这样使八纲辨证变成为六经辨证。这也说明了，汉前虽有六经名，但六经辨证论治理论体系实质，至东汉才得以形成。

必须说明的是，《伤寒》书中，还涉及外邪（又称六淫，即风、寒、暑、湿、燥、火）、气血营卫、津液、瘀血、痰饮、食毒、脏腑等理论，还有更独特的理念，如"阳气（阳）"（参见专论），这些都是《内经》及其他中医学著作中所没有的独特理念。这些理论在经方辨六经、辨方证时起着一定的作用，有时起着关键的作用，是经方辨证论治的重要组成部分，但经方的主导理论体系是辨六经和辨方证。

四、认识经方再思考

由以上可知，经方辨证论治理论体系即含于《伤寒》中，那么后世为何不能认识其理论实质呢？主要是认知方法存在问题，而关键是对《伤寒》的成书和解读。

（1）关于《伤寒》成书：后世普遍褒扬王叔和对传承《伤寒》的功绩，却又贬责其对《伤寒论》序"作伪"，"忽悠"桎梏后世千余年，误导后世认为张仲景据《内经》撰成《伤寒》。不过历代不乏有慧眼者，如章太炎、恽铁憔、喜多村之宽等，皆认为《伤寒》的六经不同于《内经》的六经，更不同于十二经络。刘渡舟老师于20世纪90年代提出："我从'仲景本伊尹之法、伊尹本神农之经'两个'本'字悟出了中医是有学派之分的，张仲景乃是神农－伊尹汤液学派的传人。"经方大师胡希恕先生更明确提出："仲景书本与《内经》无关""《伤寒》的六经，来自八纲"。不过他们得出这一结论，真是来之不易，是付出一生艰辛才摆脱桎梏，通过反复考证、临床体验、潜心研究才逐渐体会而得。近有钱超尘教授考证："赵开美《仲景全书》所收《伤寒论》，对该书作者题曰'汉张仲景述'；南宋赵希弁《郡斋读书后志》卷二沿其说：'仲景伤寒论十卷，汉张仲景述。'明著名藏书家及刻书家毛晋《汲古阁毛氏藏书目录》亦云：'仲景伤寒论十卷，汉张仲景述。'"说明《伤寒》的主要内容在张仲景前多已存在，并不是一人由无到有而撰成。皇甫谧谓"论广《伊尹汤液》"，是张仲景撰成《伤寒》的主要方式、方法。由以上分析可知，《伤寒》的祖祢为神农，其撰成的基本素材是古代积累的方证，基础理论是八纲，是由神农时代的单方积累到复方方证积累，至汉代方证经验更丰富，并意识到病位不但有表有里，还有半表半里，形成了六经辨证论治理论体系。张仲景及其弟子正是补充、完善、总结了经方的学术经验，由八纲辨证上升为六经辨证而集成了《伤寒》。

（2）关于解读《伤寒》：当然此与前一问题密切相关，即入眼功夫很重要，所谓入眼功夫即认清学术渊源及传承。以上考证说明，《伤寒》的祖祢是神农，从学术发展史上说早于岐黄，但王叔和等仅从《伤寒》出现时间推算，即《伤寒》在《内经》后，而误认为《伤寒》的祖祢是《内经》，是在学术传承上颠倒了历史。当然认清学术特点，主要看书中的内容，因此，读书方法也很重要。如柯韵伯、章太炎、恽铁樵等，虽未辨"撰用《素问》……"23 字之伪，却明确指出《伤寒》的六经不同于《内经》之十二经脉，并批判王叔和强引《内经》一日传一经之说，主要功夫用在攻读《伤寒》原文上，他们分析全书内容而得出：因"仲景并无是言"。胡希恕先生更重视读原文，并"始终理会"《伤寒》全篇，解读了六经实质及书中诸多疑难问题，尤其明确指出：《伤寒》中"阳气"的"阳"是指津液，是经方独有的特殊理念。他们是不但仔细读《伤寒》全篇，而且又仔细研读了《内经》等书，分析对照而得出的结论。如果只是潦草读一遍《伤寒》原文，又不结合临床，是很难理解经方理论体系的。如只是强引"名人""权威人士"之言更难认识经方。

　　《伤寒》是经典之作，学习起来本不容易，没有正确的学习方法、不下苦功夫，想一蹴而就是学不好的。所谓正确的学习方法，不光是刻苦读原文，还必须吃透原文、前后联系分析，并密切结合临床，才能渐渐理解原文。

　　必须指出的是：解读《伤寒》，长期临床和长期读原文两者缺一不可。一代经方大师曹颖甫，熟谙经方方证，临床疗效卓著，名噪一时，但未明《伤寒》第 264 条、第 265 条"不可吐下""不可发汗"，实指和法，却认为小柴胡汤为发汗剂，亦未能进一步理解六经实质；杨绍伊考证贡献功莫大矣，但临床实践太少，最终亦未跳出王叔和、成无己之樊篱，受其影响，认为伤寒是"伤于寒"，为里病；中风是"中于风"，为表病，亦因此认为《伤寒》的病位概念只有表和里，把小柴胡汤列于可发汗篇中，当然也就难解六经实质了。这里应当说明的是，一个人的生命是短暂的，对经方的探讨毕竟有限。对《伤寒》中的一条原文、一个问题，需要几年、几十年反复研读，需要在临床中反复体验才能有所心得，如胡希恕老师直至晚年才认识到：《伤寒》第315条白通加猪胆汁汤为通脉四逆加猪胆汁汤之误；第148条的小柴胡汤为柴胡桂枝干姜汤之误。胡希恕老师从攻读原文入手，为我们明确了六经实质，指明六经来自八纲，病位有半表半里，并分阴阳，但无不遗憾的是，尚留少阳及厥阴的方证未能一一明确提出，诚是解读经方有待几代人的不断努力。

由上可知，经方理论特点是把外邪与人体正气相争以及气血营卫、瘀血、痰饮、食毒、脏腑等综合作用、所反映出的症状，用八纲分类辨清六经所属，再进一步根据古人总结的方证经验辨方证，用相应的方药来治疗，这便是经方临床治病的全过程。也就是说，经方医学是以六经辨证和辨方证为特点的理论体系，它起源于神农时代，发展于殷商，成熟于东汉，是总结以八纲用药、八纲辨方证，发展为六经辨证的理论体系，其代表著作是《伤寒论》。

经方在我国已出现发展几千年，但对经方理论体系这一瑰宝的认识，是远远不够的。以上通过有限的考证和微薄的临床体验，试图阐明经方理论体系的形成、概念及特点，尚属己见管见，不妥之处，有待同道斧正。

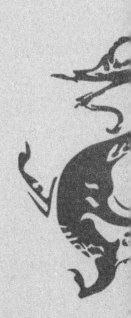

第二编

《考次汤液经序》解读

卷 首

考次汤液经序

医家典籍，向推仲景书为汤液家鼻祖。仲景之前，未有传书，惟皇甫士安①《甲乙经·序》云："伊尹以元②圣之才，撰用《神农本草》以为《汤液》，汉张仲景论广《汤液》为十数卷，用之多验。"据士安言，则仲景前尚有任圣③创作之《汤液经》。仲景书本为《广汤液论》，乃就《汤液经》而论广之者。《汤液经》初无十数卷，仲景广之为十数卷，故云"论广《汤液》为十数卷"，非全十数卷尽出其手也。兹再即士安语而详之，夫仲景书，既称为论广《汤液》，是其所作，必为本平生经验，就任圣原经，依其篇节，广其未尽；据其义法，著其变通。所论广者，必即以之附于伊经各条之后。必非自为统纪，别立科门，而各自成书。以各自为书，非惟不得云"广"，且亦难见则柯④，势又必将全经义法，重为敷说。而仲景书中，从未见称引一语，知是就《汤液经》而广附之者。若然，则《汤液经》全文，则在仲景书中，一字未遗矣。

【注释】

① 皇甫士安：皇甫谧，幼名静，字士安，自号玄晏先生。生于东汉建安二十年（215），卒于西晋元康三年（293）（从台湾徐传武《皇甫谧卒年新考》说）。安定朝那人（今甘肃灵台县朝那镇）。先生淡泊名利，遁身书山，淹贯经史，旁通医道。撰集《黄帝三部针灸甲乙经》。另著有《帝王世纪》《高士传》《逸士传》《列女传》《玄晏先生集》等。

② 元：宋·林亿《伤寒论·序》引作"元圣"，《黄帝三部针灸甲乙经》序作"亚圣"。

③ 任圣：担负历史重任的圣人，指商汤开国股肱重臣伊尹。《孟子·万章下》："伯夷，圣之清者也；伊尹，圣之任者也；柳下惠，圣之和者也；孔子，圣之时者也。"

④ 则柯：柯，斧柄。《说文》："柯，斧柄也。"则，法则。《诗·豳风·伐柯》："伐柯伐柯，其则不远。"郑玄笺："则，法也。"意指手持斧斤伐木，以作斧柄，参照的式样不远，就在手边。则柯，引申为参照的原本、范式、原型。

【语译】

张仲景《伤寒论》一书，历来被推为神农－伊尹汤液学派的开山之著。皇甫谧在《针灸甲乙经》序中指出：伊尹在《神农本草经》基础上著成《汤液经》，至汉代张仲景又论广为《伤寒》。《汤液》一书本无十余卷，经仲景论广后方为十余卷，说明《伤寒》一书并非完全出自仲景之手，而是其依据《汤液》原书篇节和义法论广变通而成，论广的部分附于《汤液》原文之后。由此看来，在《伤寒》成书前已有《汤液》的存在，而《伤寒》是张仲景根据《汤液》论广而成，从张仲景《伤寒》一书中即可窥到《汤液经》全文的面貌。

【解读】

本书实际内容为两大部分，即前半部分为自序，后半部分为《伤寒》原文分类。

本篇是本书的自序，旨在说明《伤寒》与《汤液》的关系。杨绍伊先生认为《伤寒》是张仲景论广《汤液》而成，非岐黄学派的著作，并通过考证力图说明《伤寒》隶属于《汤液》，《汤液》的原文完全保存于《伤寒》中。该书的后半部分展示了其所称的《汤液》原文及仲景论广和仲景遗论。

文章开头即针对后世盛传张仲景为"方剂之祖，医中之圣"而进行考证，以史书记载的《汤液》为线索，据前人论述文献，而论证《伤寒》成书是仲景论广《汤液》而成，并申明《汤液》全文存在于《伤寒》书中。

本段应关注的是：杨绍伊先生的考证一开始即抓住"论广"，是针对《伤寒》原序的"撰用《素问》……"，阐明仲景《伤寒》成书是广附于《汤液》，并非别为一书而自立科门。

杨绍伊先生考证矛头直指《伤寒》原序："余宗族素多，向余二百，建安纪年以来，犹未十稔，其死亡者，三分有二，伤寒十居其七。感往昔之沦丧，伤横夭之莫救，乃勤求古训，博采众方，撰用《素问九卷》《八十一难》《阴阳大论》《胎胪药录》并《平脉辨证》，为《伤寒杂病论》。"即原序指出张仲景撰写《伤寒》的动机，是时值家族多患"伤寒病"而死，感到当时医药匮乏，而激发他医学创作的热情，主要理论根据《内经》，并博采众方而独自撰成了该书。杨绍伊先生的看法与原序截然不同，他认为张仲景《伤寒》不是据《内经》而是《汤液》撰写而成，指出原序中"撰用《素问》……"不是仲景所写，《伤寒》的主要内容来自于《汤液》。这一观点的提出，在中医学界引起了强烈震动。

本段关注焦点：《汤液》一字无遗存在《伤寒》中，杨绍伊先生把《伤寒》原有内容分为《汤液》原文、仲景论广、仲景遗论三部分。

仲景书读之，触目即见其有显然不同之处。即一以六经①之名作条论之题首，一以"伤寒"二字作条论之题首。再读之，又得其有显然不同之处。即凡以六经名题首者，悉为书中主条；凡以"伤寒"二字题首者，悉属篇中广论，而仲景即自谓其所作为论"伤寒卒病"。于是知以"伤寒"二字题首者，为仲景所广，以六经名题首者为任圣之经。标帜分明，不相混窃。孰经孰传，读者自明。于以知②士安之言，果不虚妄。

【注释】

①六经：即指太阳、阳明、少阳、太阴、少阴、厥阴名称，又称三阴三阳，亦代指《伤寒杂病论》，六经分证是全书的纲领。

②于以知：因此而知道。

【语译】

张仲景《伤寒》一书所载条文体例截然不同，一部分条文首冠以"六经名"，另一部分条文首冠以"伤寒"二字。仔细考察，不难发现，凡首冠"六经名"的条文均为书中的主要条文，即《伊尹汤液》原文；凡首冠"伤寒"二字的条文乃仲景的"论广"，即仲景所论"伤寒卒病"者。由此可知，皇甫谧先生"汉张仲景论广《汤液》为十数卷"之言不虚。

【解读】

本段明确提出：杨绍伊先生主要抓住"论广"，以六经名和伤寒二字为主要线索，即凡条文首冠六经名者，判定为《汤液》原文；凡条文首冠伤寒者，判定为仲景论广。

　　《汤液经》后世无传本，惟班固《汉书·艺文志》载"《汤液经法》三十二卷"，未著撰人姓名，今其书亦不传。然即其名以测其为书，知为汤液经家宪章①，《汤液经》而作之者。汤液经家述论之著录者，莫古于此。其书名为《汤液经法》，知《汤液经》原文必悉具书中，无所抉择②，于是知东汉时，《汤液经》尚岿③然独存。

【注释】

①宪章：宪：效法。《诗·大雅·崧高》："王之元舅，文武是宪。" 章：规章。《诗·大雅·假乐》："不愆不忘，率由旧章。"宪章，意指严格效法，如遵从法律规章一般，例如《礼记·中庸》："仲尼祖述尧舜，宪章文武。"

②抉择：挑出，挖出。这里指剔除，删节。抉：音 jué，挑出。《说文》："抉，挑也。"择：挑选。《说文》："择，柬选也。"

③岿：音 kuī，屹立貌。《庄子·天下》："岿然而有余。"

【语译】

　　《汤液经》后世无传本，只有班固《汉书·艺文志》中载有"《汤液经法》三十二卷"，但未著录作者姓名。从《汤液经法》的书名可以推知以下两点：其一，该书是最早见于记载的汤液学派的著作；其二，《汤液经》的原文当完全存在于《汤液经法》一书中。由此可知，东汉时期《汤液经》一书还完整地存在。

【解读】

　　本段强调：东汉时《汤液》还完整地存在。

　　《汤液经》为方技家言，不通行民间。惟《汤液经》家授受相承，非执业此经者，不能得有其书；医师而异派者，无从得睹其书。汉世岐黄家言最盛，汤液经学最微，以是传者盖寡。尝谓医学之有农尹①、岐黄②二派，犹道学之有羲孔③、黄老④二派。岐黄之说，不如农尹之学之切实精纯；黄老之言，不及羲孔之道之本末一贯。岐黄学派，秦汉以来，流别甚多，著录亦广，《汉志》⑤所载《五脏六腑痹十二病方》三十卷、《五脏六腑疝十六病方》四十卷、《五脏六腑瘅十二病方》四十卷、《风寒热十六病方》二十六卷、《五脏伤中十一病方》三十一卷、《客疾五脏狂颠病方》十七卷，胥⑥属岐黄家言。知者以汤液家以六经统百病，岐黄家以五脏六腑统百病。而热病客疾，亦皆岐黄家之词。故知凡此诸属，皆岐黄家言也。农尹之学，则稽⑦诸载记，汤液家外无别派，《汤液经法》外无二书，足证此学在当时孤微已极。幸仲景去班氏未远，得执业此经，而为之论广。任圣之经，赖之以弗坠。此其传经之功，实较论广之功，尤为殊重，而绝惠伟，可贵可谢者也！《名医录》云："仲景受术于同郡张伯祖。"《医说》引《张仲景方论·序》云："张伯祖，南阳人，性志深简，笃好方术，诊处精审，疗皆十全，为当时所重。同郡张仲景异而师之，因有大誉。"据此，则伯祖实为《汤液经》传经大师

【注释】

①农尹：指神农、伊尹本草方证、汤液医药学体系。

②岐黄：指岐伯、黄帝脏腑经络、针灸道统。

③羲孔：指伏羲、孔子儒家道统。因孔子删述六经，群经之首《周易》所载八卦为上古伏羲所画，孔子研《易》，传有《十翼》，故伏羲、孔子归为儒家一派。

④黄老：指黄帝、老子道家道统。因《内经》载黄帝有"恬淡虚无"之论，《庄子》载黄帝曾问道于广成子，《说苑》载黄帝《金人铭》皆道家言，故黄帝、老子归为道家一派。

⑤《汉志》：指《汉书·艺文志》，我国现存最早的群书目录，也是第一部史志书目。东汉班固在西汉刘歆《七略》基础上增删改编撰成。班固依据《七略》分先秦秦汉文籍为六艺、诸子、诗赋、兵书、术数、方技六部分，将总论天下藏书聚散之辑略置于篇首，以明上古至汉学术源流。共录图书三十八种，五百九十六家，一万三千二百六十九卷。凡有合移增删，均注明"出""省""入"同时，以明更改。每种之后有小序，每部分之后有总序。对上古至西汉我国历代各家学术源头与演变作了提要钩玄。《汉书·艺文志》具有辨章学术、考镜源流的重要作用，是治先秦、秦汉文化学术史必读之作。

⑥胥：音 xū，副词，此作"皆""都"讲。例：《诗·小雅·角弓》："尔之远矣，民胥然矣。"

⑦稽：考察，考核。《周礼·天官·宫正》："稽其功绪，纠其德行。"郑玄注："稽，犹考也。"

【语译】

《汤液经》为汤液学派的著作，只在汤液学派内部传承，分属其他医学流派的医家与一般的平民百姓是无法看到此书的，且汉代岐黄学派盛行、汤液学派式微，严重影响了该书的流传。汤液学派与岐黄学派属于医学领域内不同的学术流派，就如同哲学领域中的儒家学派与道家学派一样，具有各自的特点，相比而言，汤液学派更加切于实用。但自秦汉以来，岐黄学派大为发展，著作亦多，如《汉书·艺文志》中所载的《五脏六腑痹十二病方》三十卷、《五脏六腑疝十六病方》四十卷、《五脏六腑瘅十二病方》四十卷、《风寒热十六病方》二十六卷、《五脏伤中十一病方》三十一卷及《客疾五脏狂颠病方》十七卷均属于该学派的著作。汤液学派以六经统百病，岐黄学派以五脏六腑统百病，且"热病""客疾"等均属岐黄学派的研究领域，故可知上述著作属岐黄学派。而见于记载的汤液学派的著作仅《汤液经法》一书，足见当时此派的传承已然式微。所幸仲景能够得到此书，并为之论广，使之得以传承，厥功甚伟！

【解读】

本段阐明汉代即存在岐黄学派和农尹学派，农尹也即汤液（经方）学派，《汤液》的传承危艰，由《汤液》发展为《伤寒》是其唯一传承。

《汉书·艺文志》把汉以前的医药著作分为医经、经方两大类，医经概属医学理论著作，经方概属收载治病方药的专著，每一部著作称为一家。《汤液经法》三十二卷、《五脏六腑痹十二病方》三十卷、《五脏六腑疝十六病方》四十卷、《五脏六腑瘅十二病方》四十卷、《风寒热十六病方》二十六卷、《五脏伤中十一病方》三十一卷、《客疾五脏狂颠病方》十七卷，均属经方。可知《汉书·艺文志》中所称经方，与后世按理论体系分属的经方不同。杨绍伊先生认为，《汤液》与《伤寒》隶属于汤液学派，且已形成了完善的六经辨证论治理论体系。故从"以六经统百病"与"以五脏六腑统百病"分属，即从理论体系的角度来看，《五脏六腑痹十二病方》三十卷、《五脏六腑疝十六病方》四十卷、《五脏六腑瘅十二病方》四十卷、《风寒热十六病方》二十六卷、《五脏伤中十一病方》三十一卷、《客疾五脏狂颠病方》十七卷，均系岐黄学派的著作。

从经方、《伤寒》的发展史看，经方的起源远在神农时代，始于单方药治病，其代表著作为《本经》，后发展为复方治病，形成方证积累，其代表著作为《汤液》，即《汉书·艺文志》所记载的《汤液经法》，属于经方十一家之一。但《汤液》辨证、用药理论只用八纲，并无完善的六经辨证论治理论体系，及至张仲景论广《汤液》并"博采众方"著成《伤寒》后，才形成了完善的经方六经辨证论治体系。

　　或曰：仲景书开端即首揭中风、伤寒、温病，全书所论，悉不外此三端。是以"三阳三阴篇"中，屡有特为标出之中风条与伤寒条。所标出之伤寒条，即论所首揭之伤寒病，非作者有两人也。予叩之曰：篇中屡有特为标出之中风条与伤寒条，何以全书无一特为标出之温病条？又案：所标出之中风条，"中风"二字之上悉冠有六经之名。如在"太阳篇"者，必题云"太阳中风"；在"太阴篇"者，必题云"太阴中风"。何以所标出之伤寒条，无一上冠有六经名者？既云标出之伤寒条为论伤寒病，则是凡以"伤寒"二字题首者，绝无有论涉中风与温病者矣。然检"辨太阳病·中篇"有云："伤寒发汗已解，半日许复烦，脉浮数者，可更发汗，宜桂枝汤主之。"今案此条证论，首称"发汗已解，半日许复烦"，据其句中所云之"复"字，知未发汗前必烦。考本篇论"烦"之条有云："太阳中风，脉浮紧，发热恶寒，身疼痛，不汗出而烦躁者，大青龙汤主之。"证以是条所论，则属烦躁而应服发汗药者，实为中风证。其"发汗已解，半日许复烦"下称云："脉浮数者，可更发汗。"而"辨太阳病·末篇"有云："太阳病，脉浮而动数，浮则为风，数则为热，动则为痛，数则为虚。头痛发热，微盗汗出，而反恶寒者，表未解也。"证以是条所论，则脉浮数而应解表者，亦为中风证。其"脉浮数者，可更发汗"下云："宜桂枝汤主之。"而"辨太阳病·首篇"

有云："太阳中风，阳浮而阴弱。阳浮者热自发，阴弱者汗自出。啬啬恶寒，淅淅恶风，翕翕发热，鼻鸣干呕者，桂枝汤主之。"又"辨太阳病·中篇"有云："太阳病，发热汗出者，此为荣弱卫强，故使汗出。欲攻邪风者，宜桂枝汤主之。"据是二条所论，则属桂枝汤证者，亦为中风证。以上诸证，证明"发汗已解，半日许复烦，脉浮数者，可更发汗，宜桂枝汤主之"全条所论，字字皆属中风。何以此条论首，不题之为"中风"，而幻题之云为"伤寒"？

【语译】

《伤寒论》开篇即明确了中风、伤寒、温病三者的概念，全书所论述的内容亦不出此三者。"三阳三阴篇"中条文多标明"中风"或"伤寒"，以揭示条文论述的是中风还是伤寒，却为何没有一条标明"温病"二字？而且标有"中风"的条文，在"中风"二字前均冠有六经之名，如在"太阳篇"，则称"太阳中风"；在"太阴篇"，则称"太阴中风"，为何标有"伤寒"的条文均没有冠以六经名？既然标有"伤寒"二字的条文论述的是伤寒病，则不当有涉及中风或温病者。然而仔细研读原文，发现"辨太阳病·中篇"说："伤寒发汗已解，半日许复烦，脉浮数者，可更发汗，宜桂枝汤主之。"此条文首称"发汗已解，半日许复烦"，根据句中的"复"字，可知未发汗前必定已有"烦"的症状，本篇论述"烦"的条文有："太阳中风，脉浮紧，发热恶寒，身疼痛，不汗出而烦躁者，大青龙汤主之。"根据此条论述，则为烦躁而应服发汗药，当为中风证；"发汗已解，半日许复烦"下又说："脉浮数者，可更发汗。"而"辨太阳病·末篇"有："太阳病，脉浮而动数，浮则为风，数则为热，动则为痛，数则为虚。头痛发热，微盗汗出，而反恶寒者，表未解也。"根据此条论述，则为脉浮数而应解表，亦为中风证；"脉浮数者，可更发汗"下又说："宜桂枝汤主之。"而"辨太阳病·首篇"有："太阳中风，阳浮而阴弱。阳浮者热自发，阴弱者汗自出。啬啬恶寒，淅淅恶风，翕翕发热，鼻鸣干呕者，桂枝汤主之。""辨太阳病·中篇"有："太阳病，发热汗出者，此为荣弱卫强，故使汗出。欲攻邪风者，宜桂枝汤主之。"根据此两条论述，则属桂枝汤证，即中风证。由此可知，"发汗已解，半日许复烦，脉浮数者，可更发汗，宜桂枝汤主之"全条所论属中风，那么为何此条不标明"中风"却标明"伤寒"呢？

【解读】

本段提出，按照"六经名"及"伤寒"二字冠首区分《汤液》与《伤寒》条文是主要线索，但杨绍伊先生指出尚存在一定问题，如有的条文首冠伤寒，而方证实质不是伤寒而是中风，并在下文分析其原因。

本来是中风，为何首冠"伤寒"二字？所以提出这一疑问，这是因杨绍伊先生认为各条所述内容，应与题首一致，其未能理解，实际这是《伤寒》的主要写作方法，亦是从临床总结的规律写照，即原先是伤寒证，由于正确或不正确的治疗，正邪相争的结果而变化为中风证，其他的冠首和条文也有很多与之相类者。

本段更不妥之处，是把伤寒、中风、温病三证视为病，并且认为"全书所论，悉不外三端"，这明显与"六经统百病"相矛盾。又《伤寒》对三者的概念定义，原已很清楚，这就是第2条（赵开美本，以下同）："太阳病，发热、汗出、恶风、脉缓者，名为中风。"第3条："太阳病，或已发热，或未发热，必恶寒、体痛、呕逆、脉阴阳俱紧者，名为伤寒。"第6条："太阳病，发热而渴，不恶寒者，为温病。"这里明确了人体患病后，表现出在表的不同的病情与病证，温病是阳明病的一种证，其外证与太阳病有相似之处，唯恐后人认识不清，故在书前提出与伤寒、中风鉴别。

接下来的错误，杨绍伊先生认为"全书所论，悉不外三端"，即认为《伤寒》全书主要讲伤寒、中风、温病三种病，本篇后面的"《汤液经》经方二十二主方表"体现了其理念。《伤寒》难读，以《内经》释《伤寒》，使其理论歪曲、复杂化，是主要原因之一。

不少考证及临床研究表明，《伤寒》经方是有别于《内经》的独特理论体系，杨绍伊先生的考证亦说明《伤寒》属神农－伊尹汤液学派，与岐黄学派不是一个体系。如读懂《伤寒》即可明白，《伤寒》主要讲六经辨证和辨方证，伤寒、中风只是表证之一，温病只是阳明病之一，并不是全书主体。在古代，我们的祖先认识疾病是从症状表现开始，发病一般先在表，病不好而入于里，而对于在表的证看到的最多，亦希望在表时治愈疾病，因此对表证的描述比较精详。又因六经病证都与表证密切相关，故在《伤寒》各篇章中都出现了伤寒、中风。而温病属阳明病，病证只见于前，而具体证详于阳明篇中。

惜杨绍伊先生受后世注家影响，未能跳出其樊篱，又受《难经》"伤寒有五"影响，故不能理解《伤寒》中的病证名，并因此造成对一些条文也难于理解，如对大青龙汤方证，即第38条："太阳中风，脉浮紧，发热恶寒，身疼痛，不汗出而烦躁者，大青龙汤主之。若脉微弱，汗出恶风者，不可服之，服之则厥逆，筋惕肉瞤，此为逆也。"本条与第39条一样，只从冠首分伤寒、中风是不行的，必须理解整条条文的含义。在本条文的前面，已说明中风脉是浮缓，这里说是浮紧，已明示不是中风而是伤寒（看大青龙汤主之可证）。本条虽名之中风，实指越婢汤证汗出而言，可见伤寒、中风的主要鉴别点在于汗出，汗一出脉即不紧。此条为有别于治伤寒的麻黄汤，麻黄汤证虽无汗而不烦躁，一见烦躁内必有热，本条特把麻黄汤证"无"汗改为"不"汗出，即有汗应出而不得发越之意。条文的后半段"若脉微弱，汗出恶风者"，为真正太阳中风证，则不能服大青龙汤，仲景深恐后人误将上半段认为真是太阳中风证，特意言明"若脉微弱、汗出恶风者，不可服之"，以警示后世。总之，不论冠首为伤寒、中风或六经名，其条文实质不一定是冠首病证，而是与之有关的传变证。如第38条冠首为中风，而实际讲由伤寒变为太阳阳明合病的大青龙汤方证。杨绍伊先生引用本条条文未引用后半段，是因他没意识到，前后对照才可否定中风而肯定伤寒。不过本条后半段为后来加入的注释，称之论广恰当类之属。

又"阳明篇"有云："伤寒，若吐、若下后不解，不大便五六日，上至十余日，日晡所发潮热，不恶寒，独语如见鬼状。若剧者，发则不识人，循衣摸床，惕而不安，微喘直视。脉弦者生，涩者死。微者但发热，谵语者，大承气汤主之。"据此条文中所云之"若吐、若下后不解"，知其未曾服发汗药。据其所云之"不恶寒"，知其病本不恶寒，非因服发汗药而恶寒乃解者。据其所主之大承气汤，知非不可下之风温症，而为发热不恶寒之温病。何以此条亦幻题云"伤寒"？如此之类，篇中尚多，究作何解，于是难者哑然^①。

【注释】

① 难者哑然：此处指提出疑问的人无言以对。下文"难者语塞"，义同。

【语译】

"阳明篇"说："伤寒，若吐、若下后不解，不大便五六日，上至十余日，日晡所发潮热，不恶寒，独语如见鬼状。若剧者，发则不识人，循衣摸床，惕而不安，微喘直视。脉弦者生，涩者死。微者但发热，谵语者，大承气汤主之。"根据此条的"若吐、若下后不解"，可以推知患者未服发汗药；"不恶寒"说明患者起病即不恶寒，并非因服发汗药而恶寒；以"大承气汤主之"说明此为温病，那么为何此条却同样标为"伤寒"？诸如此类条文在《伤寒论》中不一而足，究竟如何理解呢？

【解读】

本段是说冠首"伤寒"二字，而条文内容讲的是温病（确切说是阳明腑实热证），其原因是什么？（在本段提出，在下文作回答，即论广之故）。对于不理解者，当然无话可说。

杨绍伊先生之"据其所云之不恶寒，知其病本不恶寒"，论述欠妥，本条冠首有"伤寒"二字，仲景在前第3条已明示伤寒"必恶寒"，是说未误治前必有恶寒。"十余日"后不恶寒，不因发汗治疗，而是因"若吐、若下"后表邪入里而成阳明腑实证，并非其病本不恶寒。文中说"知非不可下之风温症"尚可，但谓"而为发热不恶寒之温病"不妥。温病在《伤寒》第6条已明示是内外皆热，有似太阳病有表证，而大承气汤证为表证已无，而唯腑实证明显，故此句应为"而为发热不恶寒之阳明里实热证"为妥。

愚徐为之解曰：兹即广论之故也。任圣《汤液经》，以六经名题首，统论中风、伤寒、温病。仲景《广论》以"伤寒"二字题首，统论中风、伤寒、温病，是以篇中以"伤寒"二字题首之条，有论中风者，有论温病者。任圣以六经名题首，统论中风、伤寒、温病，理出当然。仲景以"伤寒"二字题首，统论中风、伤寒、温病，例援旧惯①。《难经·五十八难》云："伤寒有五：有中风，有伤寒，有湿温，有热病，有温病。"据此之云，足见中风、伤寒、温病三端，旧医统谓为伤寒。仲景之作，欲不溷②于伊经，舍易题首，无由辨识。而易题之辞，求如六经名之能统中风、伤寒、温病三端者，实舍"伤寒"二字之沿习语，无有可取，故遂假之以作标志，藉③以别于任圣之经。篇中论首"伤寒"二字之上，悉未冠有六经名者，即职④是之故。若谓此二大标志为出一人之手，岂有既已以六经名题首，统论中风、伤寒、温病，又复别以"伤寒"二字题首统论中风、伤寒、温病者？若谓以"伤寒"二字题首之条，为专论伤寒病，则明标题云"伤寒"，而所论者乃中风。明标题为"伤寒"，而所论者乃温病。作者并不发热谵语，何至颠倒若是？至仲景之所以必以"伤寒"二字题首者，以前此经师所广，悉仍以六经名题首。篇中辞句较异者皆是，遂致与任圣之经混同无别故也。以据明之

以六经名题首言增广诸条，疑即出《汤液经法》，惜无文以据明之

至伊经之所以不标出温病者，以温病与中风、伤寒之区分甚显，不必标出而已易明故也。其所以必标出中风者，以中风与伤寒之辨甚微，必须标出而畔⑤岸乃见也。其所以不标出伤寒者，以已标出中风，而为伤寒者自可见也。

【注释】

① 例援旧惯：体例依照以往的老样子，不做变更。

② 溷：音 hùn，混乱，混殽。《汉书·谷永传》："乱服共坐，流湎媟嫚，溷殽无别。"

③ 藉：凭借，依靠。《左传·宣公十二年》："敢藉君灵，以济楚师。"杜预注："藉，犹假借也。"

④ 职：通"志"，标记。《说文·耳部》："职，记微也。"

⑤ 畔：田界，界限。《国语·周语上》："恪恭于农，修其疆畔。"韦昭注："畔，界也。"

【语译】

其实这类条文属于仲景论广。《汤液经》原文首冠六经名来统论中风、伤寒、温病，仲景论广的部分则首冠"伤寒"二字来统论中风、伤寒、温病，所以篇中首冠"伤寒"的条文有中风也有温病。《难经·五十八难》说："伤寒有五：有中风，有伤寒，有湿温，有热病，有温病。"由此可知，在仲景所处的时代中风、伤寒、温病被统称为伤寒。仲景之所以在其论广的部分首冠"伤寒"二字，是为了与《汤液经》原文相区别，这也是为何标有"伤寒"二字的条文之前没有六经名的缘故。因此，更加说明了《伤寒论》是仲景在《汤液经》基础上论广而成，并非出自仲景一人之手。至于论述温病的条文不标"温病"二字，是由于温病与中风、伤寒的区别较大，不必标出即可分辨。

【解读】

本段是杨绍伊先生自己解答上两段所发现的疑问，阐明这类条文属仲景论广。

本段明显的不妥，认为"仲景以'伤寒'二字题首，统论中风、伤寒、温病，例援旧惯"。《伤寒论》对伤寒的定义，已在第3条明示，不是统论中风、伤寒、温病。《伤寒》中有的条文首冠"伤寒"，但所述方证可能是中风或温病，多是始为伤寒，后由于具体原因传变为中风、温病是有可能的，但不能说以伤寒统论。尤其杨绍伊先生认同后世以《难经》释义这一"旧惯"，认为"伤寒有五"，明显与《伤寒论》的"伤寒"大相径庭。

又任圣之经，于中风、伤寒、温病三端，惟标出中风一门。仲景之于伊经，亦尚左尚右，亦步亦趋，其《广论》中有如是之一条云："伤寒中风，医反下之，其人下利日数十行，谷不化，腹中雷鸣，心下痞坚而满，干呕，心烦不得安。医见心下痞，谓病不尽，复下之，其痞益甚。此非结热。但以胃中虚，客气上逆，故使坚也。甘草泻心汤主之。"此条论首之"伤寒中风"四字，即仿伊经之标题。云"太阳中风""阳明中风"者，其上之"伤寒"二字，为中风、伤寒、温病三端之总括语，其下之"中风"二字，乃为实指三端中之中风证。故此条所论证象，悉是中风误下，而非伤寒。若以之解作伤寒病与中风病，则是伤寒、中风证象方治，壹是浑同[①]，无有别异者矣。于是难者涣然[②]。

【注释】

①壹是浑同：指一模一样，浑然无别。

②难者涣然：此处指提出责难人的困惑（一下子）消失了。涣然：散貌。《汉书·刑法志》："事钜敌坚，则涣然离矣。"颜师古注："涣然，散貌。"

【语译】

《汤液经》条文涉及中风、伤寒与温病，但只标有"中风"二字，仲景在论广时亦完全仿照了《汤液经》的体例，如其中一条说："伤寒中风，医反下之，其人下利日数十行，谷不化，腹中雷鸣，心下痞坚而满，干呕，心烦不得安。医见心下痞，谓病不尽，复下之，其痞益甚。此非结热。但以胃中虚，客气上逆，故使坚也。甘草泻心汤主之。"此条即仿照《汤液经》"太阳中风""阳明中风"的体例，首冠"伤寒中风"四字，其中"伤寒"二字为中风、伤寒、温病的总括，"中风"二字乃指明此条为中风证，故此条所论为中风误下，而非伤寒。

【解读】

杨绍伊先生认为，《伤寒》第158条甘草泻心汤方证属仲景论广，是"仿伊尹之标题"。不过这里应该指出，甘草泻心汤方证，"伤寒、中风"四字，其原义是说：不论原本是伤寒还是中风，经过误下所表现出的甘草泻心汤证，用其方主治。太阳中风即太阳表证的中风；阳明中风是指中风传变为阳明病，或阳明病又见中风证；杨绍伊先生只据"伤寒中风"四字判为仲景论广值得探讨。

然犹曰：《商书》[①]灏灏[②]，佶屈聱牙[③]。此则文从字顺，不类《伊训》，何也？愚语之曰：齐人传[④]经，每以齐语易故言，故齐诗、齐论，多有异文。墨子引书，亦喜以时语变古语。《史记·五帝三王本纪》所援载虞、夏、商、周之典谟训誓，其原文之古语，史迁每以训释之字更之，致与《尚书》所载，语则同而词迥别。盖周秦两汉，传学之风尚，类⑤喜以今字易古字，以时语变古语，故《逸周书》⑥亦文从字顺，非伪作也，传之者以训释之字更之之故也。《汤液经》传自汉师，自不能别于风气之外。此经之文从字顺，与墨子引书、史公纪古、齐诗齐论之有异文，《逸周书》之文从字顺同故。皆传经之师，以今字易古字，以时语变古语，以训释之字，更原文之所致。如"圊"者，厕也，今字也。古文字少，假借"清"为之。凡《脉经》⑦本中，诸言"必有清血""必清脓血"，字皆作"清"，而《三阳三阴篇》本，则有作"圊脓血"者矣，此则为其以今字易古字者也。又何休《公羊解诂·文十三年》传注云："所，犹时，齐人语也。""所"即古语，"时"即今语也。凡《千金翼方》本中，诸言"日晡所发热""日晡所发潮热"，语皆作"所"。而《脉经》本，则有作"日晡时"者矣。此则为其以时语变古语者也。又颜师古《汉书·高帝纪》注云："若，及也。"《脉经》第九卷，《平热入血室篇·妇人伤寒章》："无犯胃气若上二焦，必当自愈。"《千金翼方》本作："无犯胃气及上二焦，必当自愈。"此即为其以训释之字更原文之证也。又古人传学，悉由口授，后师说之，每多随意举文，不遵原次。或增其字句，或减其字句，或改易其字句。故有一条两举，而彼此异词者，亦多折节错出，失次失类者。此等情实，试举《脉经》第七卷校之，逐页可见，斯亦《汤液经》文，与《伊训》《太甲》⑧离其肖貌之又一大因也。即以《尚书》证之，《尚书》传自孔门，历秦至汉，年数未多，已有今文古文之大异。《汤液经》由商初以至汉末，经岁几及二千，其间师师相承，其词其句，不知其几经改易。若硁硁⑨然，执《伊训》《太甲》之文，以比拟求信，恐果得原文原本，亦将因不通其句读，与不识其字之故，又必攻其为伪作者矣。且篇中去旧貌未远者，亦尚有，如《脉经》第七卷《可发汗篇》："太阳中风，阳浮而阴濡弱，浮者热自发。濡弱者汗自出，啬啬恶寒，淅淅恶风，翕翕发热，鼻鸣干呕，属桂枝汤证。"此条之文与《商书》《商颂》⑩，形貌即甚相近，其方质廉厉之气，比诸东汉之逸靡⑪，西京之宏肆⑫，秦书之谯谯⑬，周书之谔谔⑭，显有时代之别。以仲景之善于属辞，极力模拟，亦仅得其肖貌，而神弈骨骏之概，不逮⑮远甚。即此证之，其真为伊圣⑯之作，固无疑矣。又此条《三阳三阴篇》本作："太阳中风，阳浮而阴弱，阳浮者热自发，阴弱者汗自出，啬啬恶寒，淅淅恶风，翕翕发热，鼻鸣干呕者，桂枝汤主之。"此增减其一二字，而文气顿觉近时。察乎此，即得《汤液经》文所以不类《伊训》之实矣。至是，难者唯唯⑰。

【注释】

①《商书》：指《书经》中之《商书》。相传为商代作品。参见附录。

②灏灏：远大貌。《法言·问神》："虞夏之书浑浑尔，商书灏灏尔。"

③佶屈聱牙：也作"诘屈聱牙"。佶屈：曲折，不流畅。聱牙：拗口。形容文章古奥艰涩，读起来不顺口。唐·韩愈《进学解》："周诰殷盘，佶屈聱牙。"

④传：音 zhuàn，为经书作传。

⑤类：副词，大都。《史记·伯夷列传》："岩穴之士，趣舍有时若此，类名湮灭而不称，悲夫！"

⑥《逸周书》：今本十卷，七十一篇，正文七十篇，序一篇。历记周文王、武王、周公、成王、康王、穆王、厉王及景王间史事。《逸周书》之名，最早见于东汉许慎《说文解字》，《汉书·艺文志》称作《周书》。因《尚书》中已有《周书》之后，为防混淆，后人将《汉志》著录的《周书》七十一篇改称《逸周书》。然《隋书·经籍志》《新唐书·艺文志》《太平御览》等，再著录《逸周书》时，均认为它出自晋太康间汲郡魏襄王（一说魏安王）墓，故有《汲冢周书》之名。今人考证：今本《逸周书》极有可能是传世本与汲冢出土本互为补充的合编本。由于《逸周书》部分内容及思想与儒家正统观念相违背，故清乾嘉朴学以前，研究此书者甚少。然其书文词古奥，存先秦史料甚丰，亦为研治周秦文化不可不读之书。

⑦《脉经》：指《脉经》卷七、卷八、卷九等载《伤寒论》内容。

⑧《伊训》《太甲》：《古文尚书》载有《伊训》一篇，《太甲》三篇，传为伊尹训诫商王太甲所作。参见附录。

⑨砭砭：浅陋固执的样子。

⑩《商颂》：指《诗经》中《颂》之《商颂》诸篇。参见附录。

⑪逸靡：飘逸，浮靡。

⑫宏肆：宏大铺张。

⑬谯谯：衰敝的样子。谯，音 qiáo。《诗·豳风·鸱鸮》："予羽谯谯，予尾翛翛。"毛传："谯谯，杀也。翛翛，敝也。"

⑭谔谔：言语正直的样子。谔：音 è，《韩诗外传》卷七："众人之唯唯，不若直士之谔谔。"

⑮逮：及，达到。《论语·里仁》："古者言之不出也，耻躬之不逮也。"邢昺疏："逮，及也。"

⑯伊圣：据上下文义，伊为任字之误，当作任圣。

⑰唯唯：音 wěi。答应声，此处意为提出难题考问的人连连称是。《论语·里仁》："曾子曰：'唯'！"

【语译】

可能有人会问，若说《汤液经》一字无遗地存在于《伤寒》之中，为何其文字不像同时代的《商书》《伊训》一样古奥难懂？我们可以找到许多能够解释这个问题的例子，如齐人传经就经常以齐语来更改原来的文字，所以齐诗、齐论中有许多异文；墨子在援引书籍时也喜欢以当时的文字来变换古语；司马迁《史记·五帝三王本纪》在援载虞、夏、商、周时代的典籍训誓时也常常对难懂的古语直接加以训释，以致与《尚书》在叙述一件事时用词迥异，这大概说明了周秦两汉之际，人们大都喜欢以当时通行的文字来更换古语，以便更好地传播知识。

《汤液经》传至汉代，自然亦受此风气影响。如"圊"字，古多作"清"，故凡是《脉经》本《伤寒论》所载均为"必有清血""必清脓血"，而"三阳三阴篇"本则有"圊脓血"；再如"所"为古语，意为"时"，凡《千金翼方》本《伤寒论》中均为"日晡所发热""日晡所发潮热"，而《脉经》本则有写作"日晡时"者；又颜师古《汉书·高帝纪》注："若，及也。"《脉经》第九卷"平热入血室篇·妇人伤寒章"记有："无犯胃气若上二焦，必当自愈。"《千金翼方》本则作："无犯胃气及上二焦，必当自愈。"这种情况为以训释之字更换原文。

古代知识的传播多靠口耳相授，因而随意性较大，增字、减字甚或改易字句的情况十分常见。《汤液经》由商初传至汉末，其间师徒相传，词句的更改在所难免。况且尚有部分文字风格与《商书》《商颂》相类，如《脉经》第七卷"可发汗篇"有："太阳中风，阳浮而阴濡弱，浮者热自发。濡弱者汗自出，啬啬恶寒，淅淅恶风，翕翕发热，鼻鸣干呕，属桂枝汤证。"由此看来，《汤液经》当为商代著作。

【解读】

杨绍伊先生对经学、古文有研究，尤其据《伤寒》中的字句、文辞考证其时代隶属，前无古人，后无来者，因之研究经方独具特色，其考证为我们提供了宝贵的资料。

不过值得商榷的是，张仲景的《伤寒》经多次传抄、修改、注解，有很多版本，仅从文辞上识别其时代隶属，是有困难的，尤其判定《汤液》为伊尹所为，无其他佐证，难以确立。杨绍伊先生既考证《伤寒》由《汤液》论广而来，非由张仲景一人所为，应当想到，比《伤寒》更古的《汤液》更不能由伊尹一人所为？经方发展的历史说明，经方发展从《本经》到《汤液》，由单方药发展至复方方证积累，是一个漫长的历史过程，《汉书·艺文志》记载有《汤液经法》三十二卷，证实了汉代确有其书，但书名无伊尹两字，有传《汤液经法》即《伊尹汤液经》，这与《神农本草经》《黄帝内经》一样，是托名而已。

《广论》之惑已明，再辨叔和撰次。《甲乙经·序》又云："近世太医令王叔和，撰次仲景遗论甚精。"案今本仲景书卷端即题云："王叔和撰次。"以士安言解之，所谓"撰次"者，即撰集仲景遗论，以之次入仲景书中是也。若然，则今本仲景书为任圣之《汤液经》、张仲景之《广论》、王叔和之《仲景遗论》，撰三种集合而成。求之叔和撰次书，见《辨太阳病·首篇》，其篇末二条之前条云："伤寒脉浮，自汗出，小便数，心烦，微恶寒，脚挛急，反与桂枝汤，欲攻其表，此误也。得之便厥，咽中干，烦躁，吐逆者，作甘草干姜汤与之，以复其阳。若厥愈足温者，更作芍药甘草汤与之，其脚即伸。若胃气不和谵语者，少与调胃承气汤。若重发汗，复加烧针者，四逆汤主之。"其后条云："问曰：证象阳旦，按法治之而增剧，厥逆，咽中干，两胫拘急而谵语。师曰：言夜半手足当温，两脚当伸。后如师言。何以知此？答曰：寸口脉浮而大，浮则为风，大则为虚。风则生微热，虚则两胫挛。病形像桂枝，因加附子参其间，增桂令汗出。附子温经，亡阳故也。厥逆，咽中干，烦躁，阳明内结，谵语烦乱，更饮甘草干姜汤。夜半阳气还，两足当热，胫尚微拘急，重与芍药甘草汤，尔乃胫伸。以承气汤微溏，则止其谵语，故知病可愈。"此二条证治悉同，前条首题"伤寒"二字，自是仲景自为，后条"问曰""答曰"之语，必出仲景弟子记录。以"问曰"若是仲景，则书中必不复有前条；"答曰"为是仲景，则其语自属遗论。再证以前条为《脉经》中撰次本所有，后条为《脉经》中撰次本所无。既有此取舍之印迹，更见其属撰次之显然。据是以推，《辨脉》《平脉》二篇，皆属问答，则二篇悉是弟子之书。惟《辨脉法》之答语称"答曰"，《平脉法》之答语称"师曰"，有此显异。又二篇辞气，亦多不类，必作者本非一人，以其俱为脉论之遗，故并撰而骈①次书首。再推之，《霍乱篇》之问答二，合三条；《阳明篇》之问答五，合八条；《太阳·末篇》之问答一，合六条，皆与《辨脉法篇》《太阳·首篇》者同出一手。

【注释】

① 骈：二者并列。《说文》："骈，驾二马也。"引申为并列。《文选》汉·班固《东都赋》："骈部曲，列校队。"李善注："骈，犹併也。"

【语译】

下面再谈一下关于王叔和撰次的问题。皇甫谧《针灸甲乙经·序》说："近世太医令王叔和，撰次仲景遗论甚精。"现今流传的《伤寒论》的卷首亦题有"王叔和撰次"。根据皇甫谧所说，王叔和的"撰次"就是对仲景遗论进行搜集整理放入《伤寒论》中。如果是这样，那么现今流传的《伤寒论》即集合了《汤液经》、张仲景论广与王叔和撰次的《仲景遗论》而成。

王叔和撰次的部分见于"辨太阳病·首篇"，该篇最后两条分别为："伤寒脉浮，自汗出，小便数，心烦，微恶寒，脚挛急，反与桂枝汤，欲攻其表，此误也。得之便厥，咽中干，烦躁，吐逆者，作甘草干姜汤与之，以复其阳。若厥愈足温者，更作芍药甘草汤与之，其脚即伸。若胃气不和谵语者，少与调胃承气汤。若重发汗，复加烧针者，四逆汤主之。""问曰：证象阳旦，按法治之而增剧，厥逆，咽中干，两胫拘急而谵语。师曰：言夜半手足当温，两脚当伸。后如师言。何以知此？答曰：寸口脉浮而大，浮则为风，大则为虚。风则生微热，虚则两胫挛。病形象桂枝，因加附子参其间，增桂令汗出。附子温经，亡阳故也。厥逆，咽中干，烦躁，阳明内结，谵语烦乱，更饮甘草干姜汤。夜半阳气还，两足当热，胫尚微拘急，重与芍药甘草汤，尔乃胫伸。以承气汤微溏，则止其谵语，故知病可愈。"这两条证治相同，前一条首冠"伤寒"二字，为仲景所作；后一条出现"问曰""答曰"，当为仲景弟子的记录。原因如下：若"问曰"部分为仲景所作，则不该在同一本书中又出现前一条，若"答曰"部分为仲景的言语，则当属仲景遗论无疑；再者，前一条见于《脉经》本中，而后一条《脉经》本没有，显然为王叔和编次整理过。以此类推，"辨脉""平脉"两篇，体例均为问答形式，亦为仲景弟子的记录。然而"辨脉法"中为"答曰"，"平脉法"为"师曰"，两篇在行文语言方面存在差异，说明了非一人所作。其他如"霍乱篇""阳明篇""太阳·末篇"均有以问答体例记载的条文，当与"辨脉法篇""太阳·首篇"同出一人。

【解读】

本段主要通过举例考证《伤寒》第29条和第30条的关系，从而说明仲景书《伤寒论》是由《汤液》原文、仲景论广、仲景遗论三部分组成。从内容上看，第 30 条是对第 29 条的解释，也属论广。杨绍伊先生以文辞功夫考证，从第 29 条有"伤寒"冠首，第 30 条有"问曰""答曰"认定前者是仲景论广，后者是其弟子记录，可信。尤其后半段对《脉经》《辨脉》《平脉》等的考证，诚可信。

　　兹又有可论者，据成本①《阳明篇》篇首之问答一，合三条，其"问曰""答曰"并载在首条。假使去其首条不录，节取后之二条，则无由见其为问答之语，即无由订之为遗论，次中此类，不得谓无②。如《辨太阳病·中篇》"病发热头痛，脉反沉。若不差，身体疼痛，当救其里，宜四逆汤"一条，《脉经》录此，"病发热"上，有"师曰"二字。又同篇"病人脉数，数为热，当消谷引食，而反吐者，此以发汗，令阳气微，膈气虚，脉乃数也。数为客热，不能消谷，以胃中虚冷故也"，《金匮》录此，"病人脉数"上，有"问曰"二字，"此以发汗"句作"师曰：因发其汗"六字。如此之类，因或削去"问曰""师曰"，后遂无由知其为遗论。然亦有最易知者，即此等条文既未以六经名题首，亦未以"伤寒"二字题首。推之凡未冠有六经之名，未冠以"伤寒"二字者，其语必属遗论。

【注释】

①　成本：指宋金间成无己《注解伤寒论》。

②　不得谓无：指王叔和编次的内容中，这种情况，不能说没有。

【语译】

　　这里还有一个问题需要说明，成无己全注本"阳明篇"篇首有一处以问答形式记载的内容，计 3 条，其中"问曰""答曰"均出现在首条，如果当时王叔和不收录首条，而是节取其后的两条，则看不出此处为问答形式，也就没有根据说明此为仲景遗论的内容，应该说在王叔和编次的内容中，这种情况还是存在的。如"辨太阳病·中篇"有"病发热头痛，脉反沉。若不差，身体疼痛，当救其里，宜四逆汤"一条，《脉经》收录此条时，在"病发热"前有

"师曰"二字。同篇中还有"病人脉数，数为热，当消谷引食，而反吐者，此以发汗，令阳气微，膈气虚，脉乃数也。数为客热，不能消谷，以胃中虚冷故也"一条，《金匮》所记载的条文在"病人脉数"前有"问曰"二字，"此以发汗"一句为"师曰：因发其汗"六字。此种情况，如果删去了"问曰""师曰"，则无法证明为仲景遗论的内容。当然，对于这种情况还是有办法掌握的，即属仲景遗论的条文既未冠首"六经名"，也未冠首"伤寒"二字。

【解读】

本段的考证符合《伤寒》撰成史，即《伤寒》的撰成不是张仲景一人所为，"问曰""师曰"为遗论当属客观事实。

兹举《少阴篇》以证之：《少阴病篇》全篇，总四十五条，中以"少阴病"三字冠首者，居四十四条。其一无题首之条，据《千金翼方》本，则本与上条共为一条而不分拆。如是则是《少阴病篇》全篇，无有一条不以"少阴病"三字题首者。以是篇之条条必以"少阴病"三字冠首论之，知凡属《汤液经》文，无不以六经名题首；以一若不题，则陷入莫知其于六经谁属，而致差误故也。推之仲景《广论》，一若不题，则致使人惘①然，莫知其经传谁属；知仲景自著，亦必悉以"伤寒"二字题首。若然，则凡无题首之条，谓非遗论莫属矣。

【注释】

①惘：失意貌。《文选》晋·潘岳《西征赋》："惘辍驾而容與。"此处引申意为无所适从。

【语译】

以"少阴篇"为例，全篇共45条，其中以"少阴病"三字冠首的条文计44条，其中没有题首的一条，据《千金翼方》本与前一条共为一条，故"少阴病篇"全篇所有条文均以"少阴病"三字题首。由此，更可以断定，凡属《汤液经》原文者均以六经名题首，仲景论广者必首冠"伤寒"二字，无题首的条文属仲景遗论。

【解读】

"少阴篇"在《伤寒》是特殊的一篇，即几乎每条均冠首六经名，故杨绍伊先生更坚信以六经名来判定是否属《汤液》原文的方法。这里又提出：仲景亲自论广者必以伤寒题首，无题首者，属仲景遗论。

不过这里必须说明，绝不能认为"少阴篇"是专讲少阴病的，凡冠首少阴者，亦专讲少阴病，其他五经病证亦是如此，例如"少阴篇"的第319、320、321、322条等，冠首都是少阴病，但讲的都是阳明病，从具体症状上判明为猪苓汤方证和大承气汤方证。即判定六经所属是依据具体症状，不是依据冠首的六经名，六经名只是说结始发作之证，而条文所呈现的症状，是所变化了的六经证。如第320条："少阴病，得之二三日，口躁咽干者，急下之，宜大承气汤。"这条是说，开始患少阴病，因病邪盛，人体抵抗力弱，二三日后就传入里，呈里阳明实热证，主见口燥咽干，病情危急，故急以大承汤下之。这里判定六经所属是口燥咽干，并不是冠首的"少阴"二字。

然亦有例外者，如成本《辨太阳病·首篇》："太阳病，发热而渴，不恶寒者，为温病。"此为有题首者也。其下云："若发汗已，身灼热者，名曰风温。"是条即无题首。以此与上本为一条，因后人分之为二，遂致后者失去题首。篇中此类尚多，除之则无非遗论。

【语译】

然而也有例外的，如成无己全注本"辨太阳病·首篇"记载："太阳病，发热而渴，不恶寒者，为温病。"其后又说："若发汗已，身灼热者，名曰风温。"前一条有题首，后一条无题首，此两条本为一条，后人将其分开记载，导致后一条没有题首。这种情况在书中亦较多，需注意，除此之外则为仲景遗论。

【解读】

申明判定条文所属，不完全根据题首，还要看条文内容，这种分析是对的。如反推理当知：题首为六经，而论广或遗论混成一条，怎能辨别出来？如第192条："阳明病，初欲食、小便反不利、大便自调、其人骨节疼、翕翕如有热状、奄然发狂、濈然汗出而解者，此水不胜谷气，与汗共并，脉紧则愈。"杨绍伊先生认为此条是《汤液》原文，但康平本自"汗出而解者，此水不胜谷气，与汗共并，脉紧则愈"19字，为小字，明示为后人嵌注，属遗论？属论广？而不属《汤液》原文。

又有类似以六经名题首，实非《汤液经》文，为属仲景遗论，不可不详为辨别者。如《厥阴篇》之首条云："厥阴之为病，消渴，气上撞心，心中疼热，饥而不欲食，食即吐，下之不肯止。"此条论首"厥阴之为病"句，即为类似以六经名题首者也。知其非为《汤液经》文者，以《脉经》第八卷《消渴篇》载此文，"厥阴之为病"上，有"师曰"二字。以此语例推之，知《太阳篇》之首条云："太阳之为病，头痛项强而恶寒。"《阳明篇》之首条云："阳明之为病，胃家实也。"《少阳篇》之首条云："少阳之为病，口苦咽干目眩也。"《太阴篇》之首条云："太阴之为病，腹满而吐，食不下，自利益甚，时腹自痛，若下之，必胸下结坚。"《少阴篇》之首条云："少阴之为病，脉微细，但欲寐。"与《厥阴篇》之首条"厥阴之为病"条，皆出一人之作，皆属仲景遗论，皆由叔和撰次。

【语译】

同时又有类似以六经名题首的条文，不是《汤液经》原文，而为仲景遗论，应该予以仔细分辨。如"厥阴篇"首条说："厥阴之为病，消渴，气上撞心，心中疼热，饥而不欲食，食即吐，下之不肯止。""厥阴之为病"类似以六经名题首，但并非《汤液经》原文，因《脉经》第八卷"消渴篇"载有此条，只不过在"厥阴之为病"前有"师曰"二字，属仲景遗论。以此类推，则"太阳篇"首条："太阳之为病，头痛项强而恶寒。""阳明篇"首条："阳明之为病，胃家实也。""少阳篇"首条："少阳之为病，口苦咽干目眩也。""太阴篇"首条："太阴之为病，腹满而吐，食不下，自利益甚，时腹自痛，若下之，必胸下结坚。""少阴篇"首条："少阴之为病，脉微细，但欲寐。"与"厥阴篇"首条"厥阴之为病"条，均属仲景遗论，并经叔和撰次。

【解读】

本段是杨绍伊先生最可叹、可赞之点，在前面已率先提出，凡有六经名题首者，判定为《汤液》原文，这里强调有例外者，而这一段所举六条例外者，恰是后世所称的六经提纲！这一考证非同小可，一者，从杨绍伊先生全书看，他未明六经实质，更说明其果出自文辞考证；二者，《汤液》有六经名及很多条文，但无六经提纲，而且杨绍伊认为张仲景论广时也没有，属仲景遗论，经王叔和撰次，这对考证经方的发展史及《伤寒》的成书有着重大参考价值。

这对我们有重要启示：对六经提纲应特别关注。一是六经提纲出现于仲景论广后，说明经方的六经辨证论治理论，到东汉才臻于完善，汉前的《汤液》虽有六经名，方证积累逐渐丰富，辨证虽用八纲，但因病位概念只有表和里，故六经辨证论治体系尚未完善。二是六经提纲是六经辨证的主要纲领，亦即明示了六经不是脏腑经络，更明确了六经的内涵是八纲，故绝不能用经络脏腑来解释六经名。由此可知，胡希恕先生的研究成果"六经来自八纲"，确有道理。

叔和非惟撰次《三阳三阴篇》已也，即仲景序中"撰用《素问九卷》①《八十一难》《阴阳大论》《胎胪药录》并《平脉辨证》"五句，与"若能寻余所集，则思过半矣"，至"夫欲视死别生，实为难矣"一节，悉出其撰次。知者②以此篇序文，读其前半，韵虽不高而清，调虽不古而雅，非骈非散，的是建安。"天布五行"与"省疾问病"二段，则笔调句律，节款声响，均属晋音。试以《伤寒例》中辞句，滴血验之，即知其是一家骨肉。更证以《千金方》序文中引"当今居世之士，曾不留神医药"至"彼何荣势之云哉"一节，称"张仲景曰"。而绪论中引"天布五行，以运万类"至"夫欲视死别生，实为难矣"一节，不称"张仲景曰"，即知其语，非出自仲景之口。再以文律格之，"勤求古训，博采众方"，在文法中为浑说；"撰用《素问九卷》"等五句，在文法中为详举。凡浑说者不详举，详举者不浑说。原文当是："感往昔之沦丧，伤横夭之莫救，乃勤求古训，博采众方，为《伤寒卒病论》，合十六卷③。"此本辞自足而体且简。若欲详举，则当云："感往昔之沦丧，伤横夭之莫救，乃撰用《素问九卷》《八十一难》《阴阳大论》《胎胪药录》并《平脉辨证》，为《伤寒卒病论》，合十六卷。"不当浑说后，又详举也。且仲景为医中之汤液家，汤液家举书，不举《汤液经》而举《素问》，不数伊尹而数岐黄，何异家乘④中不系⑤祖⑥祢⑦而谱牒⑧东邻⑨也！至其下之"按寸不及尺，握手不及足，人迎、跌阳三部不参"云云，殊不知三部九候乃针灸家脉法，非汤液家脉法。针家刺在全身，势不能不遍体考脉。汤液家重在现证，脉则但候其表里寒热、藏府虚实、荣卫盛衰，以决其治之可汗不可汗，可下不可下而已矣。故诊一部亦已可定，不必遍体摩挲，以汤液家而用针灸家骂汤液家之语骂人。仲景纵亦精于针灸脉法，何至遽⑩愦眊⑪而矛盾若是？

且《素问九卷》《八十一难》《阴阳大论》三书，《三阳三阴篇》中无一语道及。《辨脉》《平脉》之"答曰""师曰"类，又非仲景自作。其《伤寒例》一篇，为叔和之作，篇中已有明文。而《伤寒例》即首引《阴阳大论》，篇中之语，亦即悉出此三书。是三书乃叔和撰用之书，非仲景博采之书也。再以叔和撰次者证之：叔和撰次之篇，有《平脉法》一篇，此撰用之书，有《平脉辨证》一种。此撰用之《平脉辨证》，即《平脉法》出处之注脚。《平脉法》既为出于《平脉辨证》，则《平脉辨证》必非仲景所博采。又《三阳三阴篇》中，叔和撰次之可考见者，除"问曰""答曰"之《辨脉法》类，与"问曰""师曰"之《平脉法》类外，无第三类。此撰用之书，除《素问九卷》《八十一难》《阴阳大论》三书，为撰用《伤寒例》之书外，亦惟《胎胪药录》《平脉辨证》二种。《平脉法》之"问曰""师曰"类，既为出于《平脉辨证》，则《辨脉法》之"问曰""答曰"类，必为出于《胎胪药录》无疑。由是言之，叔和之作伪，实欲自见其所撰用之书。下之二段，为自述其渊源所自而已。惟其如是，今遂得知叔和之学，是岐黄而不是农尹，绝非仲景衣钵⑫弟子。

【注释】

①《素问九卷》：详下文可知，作者将《素问九卷》作一书看。

②知者：即"智者"，聪明的人。"知"，通"智"，聪明。《孙子·计》："将者，知、信、仁、勇、严也。"

③感往昔……合十六卷：此句与康平本《伤寒论》序文同。

④家乘：指家谱。

⑤系：连接，《说文》："系，系也。"此处指接续家谱。

⑥祖：指祖父。

⑦祢：音 mí，父死入宗庙立牌位后称祢。《公羊传·隐公元年》："惠公者何？隐之考也。"何休注："生称父，死称考，入庙称为祢。"

⑧谱牒：名词用作动词，指接续家牒宗谱。

⑨东邻：无血缘关系的邻居。

⑩遽：音 jù，通剧，甚，大。

⑪愦眊：糊涂，昏乱。愦，音 kuì。眊，音 mào。

⑫衣钵：衣，僧衣。钵，钵盂。佛教禅门师徒间心法传授，常付衣钵为信。凡思想、学术、技能等得到老师原样真传者，称衣钵弟子。

【语译】

王叔和并非仅对"三阳三阴篇"进行了撰次，《伤寒论》序中"撰用《素问九卷》《八十一难》《阴阳大论》《胎胪药录》并《平脉辨证》"与"若能寻余所集，则思过半矣"至"夫欲视死别生，实为难矣"一段亦经过其撰次。从文辞及体例看，序的前半部分为东汉时所作，但"天布五行"与"省疾问病"两段则明显属西晋时所为。第一，"伤寒例"的文辞体例可说明此问题；第二，《千金方》序文引用"当今居世之士，曾不留神医药"至"彼何荣势之云哉"一段文字时称"张仲景曰"，而绪论中引"天布五行，以运万类"至"夫欲视死别生，实为难矣"一段则不称"张仲景曰"，可知这两段非仲景所作；第三，从文法角度来看，"勤求古训，博采众方"为概说，而"撰用《素问九卷》"等五句为详论，一般而言，凡有概说的则不必详论，详论的无须概说，故原文当为："感往昔之沦丧，伤横夭之莫救，乃勤求古训，博采众方，为《伤寒卒病论》，合十六卷。"或："感往昔之沦丧，伤横夭之莫救，乃撰用《素问九卷》《八十一难》《阴阳大论》《胎胪药录》并《平脉辨证》，为《伤寒卒病论》，合十六卷。"第四，仲景为汤液学派的医家，为何舍《汤液经》而取《素问》，舍汤液学派的脉法而取三部九候脉法？第五，在"三阳三阴篇"中均未提及《素问九卷》《八十一难》《阴阳大论》三书；第六，从王叔和编撰整理的内容来看，"伤寒例"篇首引用《阴阳大论》，且篇中文字均出自《素问九卷》《八十一难》《阴阳大论》三书，"平辨法"参考了《平脉辨证》一书，"辨脉法"参考了《胎胪药录》，因此，可以断定这些著作是王叔和编撰整理时的参考用书，而并非仲景"博采众方"时所用之书。由此可知，王叔和为岐黄学派的医家，而并非得仲景真传的弟子。

【解读】

本两段是杨绍伊考证最精彩之处，显示了其文字考证功夫，最具考证价值。用"的是建安（东汉）""均属晋音（西晋）"，以"滴血验之"斩钉截铁地认定了序中"撰用《素问九卷》《八十一难》《阴阳大论》《胎胪药录》并《平脉辨证》"23字不是仲景所写，从而阐明我国医学并非只有岐黄一派，而是存在岐黄、农尹（汤液）两大体系，从而扭转了后世一直认为张仲景根据《内经》撰写了《伤寒》的错误观点，对考证我国医学发展史，尤其是经方发展史有极大的参考价值。

后半段主要说明了"平脉法""辨脉法"及"伤寒例"为王叔和参考《平脉辨证》《胎胪药录》《素问九卷》《八十一难》《阴阳大论》所作，对研究经方亦有重要参考价值。

虽然，叔和之学，虽非出自仲景，然于仲景书致力颇勤。其生平于仲景《伤寒论》曾撰次三次，遗论、余论，亦撰次两次。其初撰之《伤寒论》载在《脉经》第七卷，遗论、余论载在《脉经》第八、第九两卷。今之《金匮要略》，遗论、余论之再撰本也。今之

《伤寒论》，再撰、三撰合刻本也。其再撰本即"诸可不可"八篇是
也，三撰本即《三阳三阴篇》是也。明其为如此者，以叔和于"诸
可不可"篇首自言之。叔和于"诸可不可"篇首序云："夫以为疾病
至急，仓卒寻按，要者难得，故重集诸可不可方治，比之《三阴三
阳篇》中，此易见也。又时有不止是三阳三阴，出在诸可不可中
也。"其所云"比之《三阴三阳篇》"中之"比"字，作"次"[①]字
解[比，次也。见《仪礼·少牢馈食礼》注、《周礼·世妇》注、《汉书·瑖[②]邱江公传》注]。"之"字作"诸"字解，言夫以为
疾病至急，仓卒寻按，要者难得，因复类合诸可不可方治，次诸
《三阴三阳篇》中，此易按寻而见其要也。又时有不止是三阳三阴，
出在"诸可不可"中也。叔和自谓其所撰次之作为如是，故知"诸
可不可"八篇，为叔和再撰本；其《三阳三阴篇》，为叔和自即其初
撰、再撰二本，于"诸可不可"门中，取其以"太阳病"三字冠首
者，举而悉次为《太阳篇》；以"阳明病"三字冠首者，举而悉次为
《阳明篇》；以"少阴病"三字冠首者，举而悉次为《少阴篇》。随以
"伤寒"二字题首之条，与其所撰之遗论，各从证类，依次比附其
间。惟余不止是三阳三阴之五十八条，犹留守于"诸可不可"篇内，
未次入《三阳三阴篇》中。三撰本之成，大略为如此。

【注释】

①次：次序，位次，引申为编次，按次序排列。《吕氏春秋·季冬》："乃命太史，次诸
侯之列。"

②瑖：音 duàn，《集韵》："石之似玉者。"

【语译】

虽然，王叔和不是张仲景的弟子，但对张仲景的著作致力颇深，曾三次编
次整理《伤寒论》，两次编次整理仲景遗论、余论。经王叔和第一次整理过的
《伤寒论》收在《脉经》第七卷，遗论、余论收在《脉经》第八卷、第九卷。
现在通行的《金匮要略》一书为王叔和第二次整理过的遗论和余论的传本。现
在通行的《伤寒论》是经王叔和第二次和第三次整理后的传本。王叔和在"其

59

诸可不可"篇首序中说:"夫以为疾病至急,仓卒寻按,要者难得,故重集诸可不可方治,比之'三阴三阳篇'中,此易见也。又时有不止是三阳三阴,出在诸可不可中也。"此处,"比之'三阴三阳篇'"中的"比"字,为"编次"的意思,关于这一点可以参见《仪礼·少牢馈食礼》注、《周礼·世妇》注及《汉书·瑕邱江公传》注,"之"字为"诸"的意思,这段话的意思是说:为方便医生临证,又将"诸可不可"篇中有关方证治疗的内容进行编次整理,放在"三阴三阳篇"中。由此看来,"诸可不可"八篇为王叔和第二次编撰整理后的内容,"三阳三阴篇"为王叔和在前两次编撰整理的基础上,将"诸可不可"篇中以"太阳病"三字冠首的条文收于"太阳篇"中;以"阳明病"三字冠首的条文收入"阳明篇"中;以"少阴病"三字冠首的条文收于"少阴篇"中,并将冠首"伤寒"二字的条文及他所整理的仲景遗论按类别放在相应的篇章中,"三阳三阴篇"58条以外的条文仍然保留在"诸可不可"篇中,这就是王叔和三次编次整理的大致情况。

【解读】

本段杨绍伊先生明确指出王叔和的学术思想虽属岐黄学派,不属汤液经方体系,但对仲景传承下来的《汤液》进行编次整理,功不可没。这种评价客观公正,更重要的是提示了"诸可不可"八篇为王叔和第二次编撰整理后的内容,"三阳三阴篇"为王叔和在前两次编撰整理的基础上,加入了"诸可不可"篇中有关方证治疗的内容而成,可以看作是经王叔和编次整理后的《伤寒》传本,为我们研究《伤寒》、经方理论体系、经方与岐黄体系的关系等提供了重要线索。

或曰:不然也。叔和此序之意,言"夫以为疾病至急,仓卒寻按",《三阳三阴篇》中,殊难得其要领,因重集"诸可不可"方治,较诸《三阳三阴篇》中,此易按寻而见其要也。愚曰:若如所释,则是后撰者为正集,先撰者可不必存也。既云因《三阳三阴篇》难见其要,乃复撰《诸可不可篇》,则《诸可不可篇》撰就之后,自应废去《三阳三阴篇》而不之存。即欲存之，亦理宜以之附于《诸可不可篇》后。今既未以《诸可不可篇》居于正位，列之于前，而仅存之于副附之地，则斯释也，恐未能合事实者也。兹请举证，以申吾说。如《辨太阳病·上篇》云："太阳病，头痛、发热、汗出、恶风者，桂枝汤主之。"此条之文，《脉经》本以之入《可汗篇》。其下云："太阳病，发汗，遂漏不止，其人恶风，小便难，四肢微急，难以屈伸，桂枝加附子汤主之。"此条之文，《脉经》本以之入《汗后篇》。又其下云："太阳病，下之后，脉促胸满者，桂枝去芍药汤主之。若微恶寒，去芍药方中加附子汤主之。"此条之文，《脉经》本以之入《汗吐下后篇》。又其下云："太阳病，发热恶寒，热多寒少，脉微弱者，则无阳也，不可发汗，宜桂枝二麻黄一汤。"此条之文，《脉经》本以之入《不可汗篇》。如此四条，同为太阳病桂枝汤方加减症。而"诸可不可"本，以之分属四篇。遇有急病，仓卒寻按，请问是易见其要？难见其要？今悉以之次入《太阳篇》同条共贯之列，遇疾病至急，仓卒寻按，请问是易见其要？难见其要？叔和此序，如是解之，请问孰说谁通？难者语塞。

【语译】

可能有人会说，王叔和序的意思是：为方便医生临证，更好地抓住"三阳三阴篇"的方治要领，所以收集了相关的内容而成为"诸可不可"八篇。按这种说法，因"三阳三阴篇"要点不突出而编撰了"诸可不可篇"，那么编成"诸可不可篇"后自然可以删去"三阳三阴篇"，即使留着也应该放在"诸可不可篇"之后，所以这种说法恐怕不符合事实。下面再举一例来说明这个问题，如"辨太阳病·上篇"中同样论述"桂枝汤方加减症"的4条条文在《脉经》本中却分属4个不同的篇章，"太阳病，头痛、发热、汗出、恶风者，桂枝汤主之。"见于《脉经》本"可汗篇"；"太阳病，发汗，遂漏不止，其人恶风，小便难，四肢微急，难以屈伸，桂枝加附子汤主之。"见于《脉经》本

"汗后篇";"太阳病,下之后,脉促胸满者,桂枝去芍药汤主之。若微恶寒,去芍药方中加附子汤主之。"见于《脉经》本"汗吐下后篇";"太阳病,发热恶寒,热多寒少,脉微弱者,则无阳也,不可发汗,宜桂枝二麻黄一汤。"见于《脉经》本"不可汗篇",这样怎能方便医生临证?所以,为方便医生临证,王叔和将"诸可不可"篇中有关方证治疗的内容进行编次整理,放在"三阴三阳篇"中,而不是将"三阳三阴篇"中相关内容收集整理成为"诸可不可"八篇。

【解读】

经王叔和第一次整理过的《伤寒论》收在《脉经》第七卷,遗论、余论收在《脉经》第八卷、第九卷。"三阳三阴篇"及"诸可与不可"篇是经王叔和第二次和第三次整理后的传本,"诸可与不可"乃依《汤液》分类,仲景论广汤液(《伤寒论》)的原始面貌是以可与不可出现,其六经排次始于王叔和。

在这段文字中,杨绍伊先生再次强调"三阳三阴篇"(以六经分篇)即后世所见的《伤寒论》版本,是王叔和在前两次编撰整理的基础上,加入了"诸可不可"篇中有关方证治疗的内容而成,并通过推理及举例的方式驳斥了他人的质疑。

已乃返辙回轮①,寻绪②研讨。窃思三撰本之以《三阳三阴篇》分门,既为改组部居③之作,则初撰、再撰之以"诸可不可"分门,必为就原书篇目撰次之作。因初撰、再撰,意止注于撰条,未暇计及篇目,故二篇皆同以"可不可"分门,以其未变原书篇目之旧之故也。惟初撰意在博收,未谋甄④别。凡出弟子籍中所载,虽异端杂说,咸并录之,故《脉经》所次中,多《内经》与他书之文,再撰已在今《伤寒论》中,知是为叔和初先起意,专集张氏一家之言之作。夫既立意专存一家之言,则势又不得不独择遗论,捐退⑤各家,即即⑥初撰,详加鉴别而重订之,去其初所取之《内经》杂说以成之者。叔和三作,比较雅纯,推其既为改遵张氏家法,则其于原书门类，必亦未便轻易，于是知再撰之"汗、吐、下"与"发汗后"及"发汗吐下后"八篇，必为仲景《广论》篇门之旧，亦必即为《汤液经》篇门之旧。是故《汤液经》条文，每条皆以六经名题首，以其篇门为诸"可"与"不可"，不于每条皆冠六经之名，则致使人莫知其于六经谁属而滋迷惑。设《汤液经》原本分门为《三阳三阴篇》者，则其凡在《太阳篇》之条，夫人而知其为论太阳病。凡在《阳明篇》之条，夫人而知其为论阳明病。不必每条皆冠六经之名，以故知以"诸可不可"分门者，为《汤液经》篇门之旧。叔和初撰、再撰之作，大略亦为如此。迨[7]再撰书成，后始觉察。若即取论首标题之六经病名，分类成篇，同经之病，皆在一处，遇有急病，仓卒寻按，必更易见其要，于是乃更有三撰《三阳三阴篇》之作，继复觉察《三阳三阴篇》，虽易案寻而见其要，然于古人"可不可"诸大法，则又反为所掩晦，而未易警觉。于是又以其再撰之"诸可不可"本，附刻于《三阳三阴篇》后，一以见不止是三阳三阴之五十八条，一以存古法于后世，俾[8]与《三阳三阴篇》成一经一纬。叔和以二、三两撰合刻之意，大略亦必为如此。此撰出后，大行于世，代有传本，至宋成无己所刻之注本行，而各本皆亡。

案：无己之注，愚甚疑之。因《明理论》《药方论》二书，同为无己所撰，而二篇之文，远较《论注》为拙劣故也。愚疑《论注》为宋以前人所撰，因兵燹[9]播迁，人亡物失，无己得之，经岁既久，见河山易号，地是人非，竟于晚年潜以己名，冒而刻之。更复剽窃注意，加以敷衍，成《明理论》《药方论》二书。而冒窃证物，不知不觉遂由己手亲造以立。试以二篇之文，与《论注》之语比勘验之，其迹自见，且甚彰也。林校本亦然。林校本中之编录，为宋以前人治《伤寒论》者之所为。高继冲于兵燹中得之，于开宝中进之。林校言其文理舛[10]错，未尝考正，果其书出继冲之手编录，早已考正，绝无舛错，因其文理有舛错，可以决其必系得自传钞。又因开宝入宋，年仅数岁，故又从可决其必非宋代之物案：此注作者，因不识叔和合刻之意，举凡"诸可不可"八篇，同于三阳三阴篇之数百余条，尽以为复出而削除之，致"诸可不可"八篇，遂有有其名而无其书者二篇，余篇亦仅存不止是三阳三阴之孤论五十八条。而再撰本，遂亡于毒手。幸叔和《脉经》犹存，后之校者，复于"不可汗""可汗"二篇，详据宋版高进本，备注出其所削去之文，再撰本因得留一半身遗照，以至于今。《汤液经》原本，亦因得据之以略可考见。斯则殆^⑪有鬼神为之呵护而致然者也。

【注释】

① 返辙回轮：依据车辙返回车轮，指依据线索回找过程，返回开始。

② 绪：丝头。《说文》："绪，丝耑也。"

③ 改组部居：此处指对原有的篇章进行分类调整。

④ 甄：音 zhēn，由制陶器引申为培育人才，再引申为选拔，鉴别。《抱朴子·外篇·正郭》："甄无名之士于草莱。"

⑤ 揖退：拱手辞退。揖，音 yī，拱手为礼。《公羊传·僖公二年》："献公揖而进之。"

⑥ 即即：即通辑，揖通辑。揖，音 jí。"即即"亦作"揖揖"。群集貌，众多貌。《诗·周南·螽斯》："螽斯羽，揖揖兮。"毛传："揖揖，会聚也。"此处指汇集初撰稿本。

⑦ 迨：音 dài，等到。

⑧ 俾：音 bì，使。《诗·鲁颂·閟宫》："俾尔炽而昌。"

⑨ 燹：音 xiǎn，野火。常"兵燹"连用，指兵乱中纵火焚烧。

⑩ 舛：音 chuǎn，相背离，相矛盾。《说文·舛部》："舛，对卧也。"清饶炯《部首订》："盖从两文，相背以见义。"

⑪ 殆：大概，恐怕。《左传·僖公一十三年》："离外之患，而无不靖晋国，殆将启之。"

【语译】

据现在掌握的资料分析，以"三阳三阴"分篇始于王叔和三撰本，原书及王叔和初撰、再撰本是以"诸可不可"分篇，因初撰、再撰之时注重整理条文，没有对原书篇目进行改动。且初撰时广收博采，所以《脉经》本中收载了许多《内经》及其他书中的内容，从现今通行的《伤寒论》传本中看到的再撰本面貌，可以推知王叔和再次整理时本意是想专门收集张仲景一家之言，但又不得不兼录他家，所以在初撰的基础上进行了重订，删去了《内经》中的一些内容。王叔和三撰本虽对原书篇目进行了改动，但考虑到轻易地改动原书门类似有不妥，所以又作"汗、吐、下""发汗后"及"发汗吐下后"八篇，所以说这八篇一定是仲景《广论》的篇目，当然也是《汤液经》原书的篇目。《汤液经》原文每条均冠首六经名，但"可与不可篇"中并非每条都冠首六经名，所以使后人难以掌握这些条文的六经归属。假设《汤液经》原书即按"三阳三阴"分篇，那么凡是列入"太阳篇"的条文一定是论述太阳病，凡列入"阳明篇"的条文一定是论述阳明病，则无须每条均首冠六经名，由此可知按"诸可不可"分篇为《汤液经》原书体例。王叔和通过两次编撰整理后发现，如果将冠首六经名的条文进行分类，更有利于临证查阅，便有了第三次整理后的"三阳三阴篇"，同时将"诸可不可"本附刻于"三阳三阴篇"后，使后人了解原书的体例及"三阳三阴篇"58条条文之外的内容。自王叔和三撰本成书至成无己全注本问世，叔和整理本便广为流传，传本颇多。但后世对《伤寒论》进行注释整理的医家没能理解王叔和将"三阳三阴篇"与"诸可不可篇"合刻的用意，将"诸可不可"八篇中与"三阳三阴篇"重复的原文予以删削，导致"诸可不可"八篇残缺不全。现在我们只能从王叔和《脉经》及宋版高进本看到王叔和再撰本的一些面貌，并据此考证《汤液经》原书的面貌。

【解读】

本段应仔细研读，大意是说：《汤液》原文是以可与不可划分门类，每条文之前皆冠首六经名。叔和《脉经》卷七、"伤寒例"所见可与不可皆保留《汤液》原文，仲景论广亦依此为基础。

这里又强调"三阳三阴篇"非仲景旧貌，为王叔和据"可与不可"重新整理编辑。

这里应注意，杨氏认为"其凡在'太阳篇'之条，夫人而知其为论太阳病。凡在'阳明篇'之条，夫人而知其为论阳明病"，值得商榷。不论何种版本《伤寒》，以六经分篇则太阳篇条文最多，少阳、厥阴最少，太阳篇中不但论述太阳病及所属方证，有许多条文是在论述少阳病、阳明病、少阴病、太阴病、厥阴病及各所属方证，不能以六经篇名而认定其条文都属论述该病证，这是读《伤寒》必备的功夫。

本段最后有"详据宋版高进本，备注出其所削去之文，再撰本因得留一半身遗照"，可知杨绍伊先生考证时参考了高进本，如阳明病提纲。

抑又思：叔和言："重集诸可与不可方治，比之《三阴三阳篇》中。"细绎[①]其语气，似《三阳三阴篇》，亦为《汤液经》中所有者。盖因其言"次诸《三阴三阳篇》中",知叔和再撰本亦有《三阳三阴篇》,因其言"复类合诸可与不可方治,次诸《三阳三阴篇》中",知再撰本之《三阳三阴篇》无方治之条。叔和再撰本篇目,既为本诸仲景《广论》,而《广论》篇目,又为全出自《汤液经》,则《汤液经》中,自亦必有此无方治条之《三阳三阴篇》。今叔和再撰本,已非完本,不可复案,乃惟就初撰、三撰二本而详校之,见三撰本之《三阳三阴篇》中,凡属载在篇首,总论六经证形,而不言方治之若干条文,如《辨太阳病篇》:"太阳病,发热、汗出、恶风、脉缓者,名为中风。"自此至"太阳病欲解时,从巳至未上"数条,以及其余五经篇中,凡属类此之条文,《脉经》第七卷"诸可不可"门中悉无之,于是知《汤液经》中,确有此《三阳三阴篇》。此等条文即载在《三阳三阴篇》中,专明六经证形,而不及方治,其方治之条,悉载在《诸可不可篇》。又知此无方治条之《三阳三阴篇》,必列在《诸可不可篇》前。以此等条文所论,全属开宗明义。而叔和三撰亦以此等条文,列之于各篇之前之故也。至是乃详知叔和之言"重集诸可与不可方治,比之《三阴三阳篇》中"者,即言为"复取后之诸可与不可方治,次于前之《三阴三阳篇》中"是也。允若是[2],则《汤液经》篇目,得此一语而更以明矣。

【注释】

①绎:音 yì,抽丝。引申为推究,寻求头绪。《论语·子罕》:"巽与之言,能无说乎?绎之为贵。"

②允若是:(如果)真的像这样的话。允:信,诚。《诗·小雅·车攻》:"允矣君子。"郑笺:"允,信也。"

【语译】

王叔和说:"重集诸可与不可方治,比之'三阴三阳篇'中。"仔细推敲这句话的语气,似乎《汤液经》原书也有"三阳三阴篇"。从"次诸'三阴三阳篇'中",可以推知王叔和再撰本也有"三阳三阴篇",但王叔和说"复类合诸可与不可方治，次诸'三阳三阴篇'中"，可知王叔和再撰本中的"三阳三阴篇"没有关于方治的条文。王叔和再撰本的篇目是依据仲景《广论》的体例，而《广论》的篇目体例又完全出自《汤液经》，那么《汤液经》原书即有"三阳三阴篇"，不过所收载的条文没有涉及方治。由于现在流传的王叔和再撰本为残本，故只能从其初撰本与三撰本来考证这一问题，三撰本的"三阳三阴篇"每篇篇首均有一些总论六经证形而不涉及方治的条文，如"辨太阳病篇"自"太阳病，发热、汗出、恶风、脉缓者，名为中风"至"太阳病欲解时，从巳至未上"，这类条文不见于《脉经》第七卷"诸可不可篇"，由此推知《汤液经》原书中确有"三阳三阴篇"，不过其条文只谈六经证形，而方治均在后面的"诸可不可篇"中。此类条文开篇明义，所以王叔和三撰本便将它们放于篇首。

【解读】

杨绍伊先生认为《汤液》原有"三阳三阴篇"，不过是"专明六经证形，而不及方治，其方治之条，悉载在'诸可不可篇'"，认为"三阳三阴篇"是专讲六经理论，而方治皆列于后，本书卷一即为杨绍伊欲复原的《汤液》原貌。

应注意：六经辨证论治理论主在六经提纲，但具体体现在其各个方证。

又案：仲景书称为论广《汤液》，而仲景所广者，自谓其为"伤寒"，为"卒病"，则《汤液经》中，自亦必有伤寒，有卒病[①]。因思《汤液经》中之《诸可不可篇》，为论中风、伤寒、温病、风温四种，即《太阳篇》篇首题论之所揭示者也。此四种，旧医通谓为"伤寒"。仲景之所谓《伤寒论》，必即谓《诸可不可篇》，"卒病论"必即谓"痉、湿、暍"等篇。又因见叔和初撰之《诸可不可篇》未载有"痉、湿、暍"之文，而三撰亦未以之次入《三阳三阴篇》中，知"痉、湿、暍"三门，其原本自为一篇，不在《诸可不可篇》内，即不在《汤液经》中之《伤寒论》内。"痉、湿、暍"三门为卒病，既不在《诸可不可篇》内，则他之卒病，必亦如"痉、湿、暍"之例，在《诸可不可篇》外，独立自成一篇。如《金匮要略·水气病脉证并治》有《汤液经》太阳病一条，论风水、皮水、黄汗、肺胀^{肺，原作脾，误}，此亦"卒病论"也。而《诸可不可篇》亦无其文，益以此据证明《汤液经》中凡属卒病，皆不在《诸可不可篇》内，更属必确而无可疑。于是又知《汤液经》篇目，"诸可不可"八篇外，尚有"卒病"等篇。

【注释】

① 卒病：张仲景《伤寒论序》说的"为《伤寒杂病论》合十六卷"，一般释"卒"病为"猝"病。杨绍伊则认为"卒"通"倅"，读音 cuì，解释作副，指伤寒之外的副病。

【语译】

张仲景论广《汤液》而成为《伤寒》，对"伤寒"和"卒病"进行研究，可知《汤液经》原书也有伤寒和卒病两大方面的内容。《汤液经》中"诸可不可篇"论述了中风、伤寒、温病和风温，这四种疾病古时统称为"伤寒"，张仲景对于伤寒的研究就是论广"诸可不可篇"而来，对于"卒病"的认识当源自"痉、湿、暍"等篇。王叔和初撰本中"诸可不可篇"没有"痉、湿、暍"条文，三撰本也没有将此类条文放入"三阳三阴篇"中，可知"痉、湿、暍"原本自成一篇，不在"诸可不可篇"内，也就是说不属于《汤液经》原书中论述伤寒的内容。既然"痉、湿、暍"不在"诸可不可篇"内，那么其他的"卒病"一定也不在"诸可不可篇"，而是独立成篇。如《金匮要略·水气病脉证并治》有《汤液经》太阳病中论述风水、皮水、黄汗、肺胀等所谓"卒病"的一条原文，而"诸可不可篇"没有这段条文，也说明了《汤液经》中凡属"卒病"的内容都被收录在"诸可不可"八篇以外的篇章。

【解读】

前文已述叔和之学是岐黄而不是农尹，然于仲景书致力颇勤，虽然杨绍伊先生认识到了这一点，但对其以《内经》释《伤寒》未能完全辨识清楚。

这里有个关键问题必须说明：不论《汤液》还是《伤寒》均是以八纲辨六经、辨方证，这一特点《汉书·艺文志》记载得很清楚："本草石之寒温，量疾病之浅深，假药味之滋，因气感之宜，辨五苦六辛，致水火之齐，以通闭解结，反之于平。"是说经方治病，并不分伤寒、杂病，而是以八纲辨证通治急性病与慢性病。就是因为王叔和整理过程中，把仲景书分为《伤寒论》和《金匮要略》两部，因又称《伤寒卒病论》，后世又以《难经》"伤寒有五"解《伤寒》，而越来越曲解《伤寒》，把经方分"伤寒"和"杂病"是其具体表现。本段突出表明了，杨绍伊先生因受《难经》"伤寒有五"的影响，不能理解经方"伤寒"二字及《伤寒》书的本义。又受王叔和分《伤寒论》和《金匮要略》的影响，而认为经方亦分"伤寒""杂病"，使其考证走入弯路。

继又思《汤液经》中，凡属卒病皆在《诸可不可篇》外，独立自为一篇，固矣 ①。然以《金匮》篇目订之，如消渴，如黄疸，如奔豚腹满，如呕吐哕下利，皆"卒病论"也。卒病宜在《诸可不可篇》外，《诸可不可篇》内不应有其文。今之《诸可不可篇》内列有其文者，此则必有其故。因是又取叔和撰次诸篇而详案之，乃悟今之《诸可不可篇》内，有论消渴、黄疸、呕吐、下利诸文者，为叔和自卒病门中，撰而次入之之故。必其然者，以叔和于"痉、湿、暍"篇首亲言之。叔和于其三撰之"痉、湿、暍"篇首序云："伤寒所致，太阳痉、湿、暍三种，宜应别论，以为与伤寒相似，故此见之。"此序之意，言凡属卒病皆为因伤寒所致。惟有痉、湿、暍三种，与伤寒相似，却各自不同。宜应别论，不宜次入《三阳三阴篇》，及《诸可不可篇》内，故以之见于《三阳三阴篇》前。余之卒病，虽云卒病，实即伤寒，宜以之次入《三阳三阴篇》，及《诸可不可篇》内，不必别论。叔和语意为如是，故知《诸可不可篇》，诸言消渴、黄疸、呕吐、下利诸文，其原本不在《诸可不可篇》内，为叔和认其为本是伤寒，而自"卒病论"中撰而次之于《诸可不可篇》中者。今之《金匮》中，其消渴、黄疸、呕吐、下利诸门条文，多有见于《诸可不可篇》中者，即其提次^②之蛛丝马迹。此不惟可以证明《汤液经》中，凡属卒病，皆不在《诸可不可篇》内，即《汤液经》中之《诸可不可篇》，为专论中风、伤寒、温病、风温四种，不杂卒病一条，亦因之得以证实而无疑矣。

【注释】

① 固矣：意指这是当然的了。

② 提次：提取编次。

【语译】

我们说《汤液经》中凡是属于"卒病"的内容均独立成篇，不在"诸可不可篇"中，但考证《金匮》篇目后不难发现，消渴、黄疸、奔豚腹满、呕吐哕下利等"卒病"却被收入"诸可不可篇"中，我认为这些条文应为王叔和编撰整理时挪入。关于这一点，"痉、湿、暍"篇首王叔和的序可以为证："伤寒所致，太阳痉、湿、暍三种，宜应别论，以为与伤寒相似，故此见之。"意思是说，痉、湿、暍不同于其他卒病，非伤寒所致，所以不宜放入"三阳三阴篇"及"诸可不可篇"，而其他卒病，虽称为卒病，实为伤寒，故可放入"三阳三阴篇"及"诸可不可篇"。由此可知，"诸可不可篇"中的消渴、黄疸、呕吐、下利等条文原本不在该篇中，为王叔和整理时挪入。

【解读】

不明经方六经实质，不明经方伤寒本义，其考证是无功的。不过认为杂病中有伤寒，伤寒中有杂病，引起杨绍伊思考。

经方治病，是根据人体患病后出现的症状反应，来辨别在表、在里或是在半表半里，再分阴阳、寒热虚实，即辨清六经，再继辨具体的方证进行有效的治疗，历来不是先辨伤寒和卒病的，是王叔和把《汤液》分成了《伤寒论》和《金匮要略》（杂病），而谓《伤寒》是六经辨证，《金匮》为杂病是脏腑经络辨证，致使人们不明经方六经实质。

叔和提次"卒病论"文，更有一甚显明之证。《金匮要略·惊悸吐衄下血胸满瘀血病脉证治》有条云："火邪者，桂枝去芍药加蜀漆龙骨牡蛎救逆汤主之。"今案《惊悸篇》全篇，共只三条，此条为其第二条。其第一条为："寸口脉动而弱，动则为惊，弱则为悸。"第三条为："心下悸者，半夏麻黄丸主之。"此证之所以显明者，因此篇标目为"惊悸"，而此条言"火邪"，火邪条厕^①惊悸论中，不当疑于错简。又此篇标目为"惊悸"，而篇中有惊之论文，无惊之方治，显见其必有遗文。又此条证论，秃然只"火邪者"三字，显然上端有脱节。惟一之故，由此条本为《汤液经》"太阳病，以火熏之，不得汗，其人必躁。到经不解，必有清血。名为火邪"条之下半条。因抄者自"火邪者"以下，提行^②别录之，一条遂成二条。又因《汤液经》此条为论火邪方治，《广论》于此下遂广有"伤寒，脉浮，而医以火迫劫之，亡阳惊狂，起卧不安，属桂枝去芍药加蜀漆龙骨牡蛎救逆汤"一条，"伤寒，加温针必惊"一条。又因《广论》此二条皆为论广伤火而惊，《遗论》于此下，遂又广"寸口脉动而弱，动则为惊，弱则为悸"一条^{《遗论》尚有论惊一条，论悸一条，存《脉经》第八卷惊悸门中}，而即取其论文中之"惊悸"二字，编目立篇。所以惊悸门中有论"火邪者"之条。至王叔和初撰时，提取《汤液经》"太阳病，以火熏之"条之上半条，与《广论》论惊之二条，共次入《诸可不可篇》中之《不可火篇》内。复于原篇之内，抹杀其既提去之条。至今此篇遂失惊证方治，惟余莫头莫脑有如错简之"火邪者，桂枝去芍药加蜀漆龙骨牡蛎救逆汤主之"之下半条。然而正亦幸其遗有此半条，于是乎原书之本样如何，王叔和当年如何撰次，一一皆可因兹遗迹而案得其实。既又持之以观，于是乎《诸可不可篇》之所以羼^③入有论"心下悸者"数条，此篇之所以徒然只"心下悸者，半夏麻黄丸主之"一条，皆得豁焉而昭晰乎其故矣。

【注释】

① 厕：杂置。《史记·乐毅列传》："先王过举，厕之宾客之中。"下文"杂厕"意同。

② 提行：另起一行。

③ 羼：音 chàn，混杂。《颜氏家训·书证》："典籍错乱……皆由后人所羼，非本文也。"

【语译】

还有证据可以说明王叔和将论述"卒病"的条文挪入了"诸可不可篇"，如《金匮要略·惊悸吐衄下血胸满瘀血病脉证治》第 1 条："寸口脉动而弱，动则为惊，弱则为悸。"第 2 条："火邪者，桂枝去芍药加蜀漆龙骨牡蛎救逆汤主之。"第 3 条："心下悸者，半夏麻黄丸主之。"该篇名为"惊悸"，但第 2 条谈的是"火邪"，并且篇中没有关于惊悸的方治，说明有文字脱落。故篇中第 2 条应该是《汤液经》"太阳病，以火熏之，不得汗，其人必躁。到经不解，必有清血。名为火邪"的后半部分。在《汤液经》原书中，此段经文应该是论述火邪方治的，张仲景《广论》在该条后又加入"伤寒，脉浮，而医以火迫劫之，亡阳惊狂，起卧不安，属桂枝去芍药加蜀漆龙骨牡蛎救逆汤"及"伤寒，加温针必惊"两条条文，《广论》中的这两条都是在论广伤了火邪而出现的惊悸，所以《遗论》又加入"寸口脉动而弱，动则为惊，弱则为悸"一条，王叔和编撰时便取其中"惊悸"二字自立篇目，致使惊悸篇混入了论述"火邪"的条文。王叔和初撰本将《汤液经》"太阳病，以火熏之"条的前半部分和《广论》中论述惊的两条条文放入"不可火篇"内，以致此篇没有了方治的内容。

【解读】

考证这些条文的变化，正可说明：《伤寒》原不分伤寒、杂病，是王叔和分为了伤寒、杂病。

叔和所以必以"卒病论"撰而次入于《诸可不可篇》中者，此则为其撰作终始一贯之意，即欲"仓卒寻按，易见其要"是也。初撰欲"易见其要"，故以"卒病论"并入《诸可不可篇》。此虽欲"易见其要"，犹未彻底"易见其要"。三撰又以《诸可不可篇》，并为太阳、阳明、少阴、厥阴四篇，此之欲"易见其要"，乃得彻底

"易见其要"。惟有"痉、湿、暍"三门，因其非是伤寒，自始至终无放处，故别见之。此即《三阳三阴篇》前有"痉、湿、暍"一篇之由来也。《三阳三阴篇》后，有"霍乱"一篇者，此亦由并"卒病论"于《伤寒论》中之故。案叔和初撰，已以"霍乱病，热多欲饮水，属五苓散"一条，次入《可水篇》，是初撰尚认霍乱为系属伤寒者也。三撰则别论之，不以之次入《三阳三阴篇》中者，因其论文中，有"本是霍乱，今是伤寒"一语，故又疑其非是伤寒。疑之，故不敢轻以之次入《三阳三阴篇》内，而谨以之附于《三阳三阴篇》末。此即《三阳三阴篇》末有"霍乱"一篇之由来也。

【语译】

王叔和之所以将"卒病"的内容放入"诸可不可篇"中，也是为了方便医生临证。但由于"痉、湿、暍"不是伤寒所致，所以置于"三阳三阴篇"前而自成一篇。"三阳三阴篇"后又有"霍乱"一篇，这也是王叔和在编撰整理时挪入。需要说明的是，王叔和初撰本已经将"霍乱病，热多欲饮水，属五苓散"一条放入"可水篇"，三撰本时却又置于"三阳三阴篇"末，这是由于王叔和自己无法断定霍乱是否为伤寒所致，所以不敢直接挪入"三阳三阴篇"，只好将其置于篇末。

【解读】

"仓卒寻按，易见其要"是叔和自白分伤寒、杂病的理由，而实质原因是未理解经方理论实质，是以《内经》释《伤寒》的主要原因。《伤寒》、经方辨证理论体系，以六经辨证即能见其要，再辨方证后施以正确的治疗，从容以对，何必"仓促寻按"？临证不明六经实质，不明经方方证，当然感到仓促、手忙脚乱，举手便错。

复又思：叔和初撰、再撰，皆以"可不可"分门，而再撰惟汗、吐、下三门。初撰于汗、吐、下外，多出可温与灸、刺、水、火各门者，此中亦必有其故。因是，复取《脉经》第七卷《诸可不可篇》

而详研之。见前半汗、吐、下三门中，其方治条之言属某汤证者，百有七条，言宜某汤者六条；后半可温、灸、刺、水、火各门中，言宜某汤者九条，言属某汤证者二条。《脉经》第七卷篇目，为"病不可发汗证第一"，"病可发汗证第二"，"病发汗以后证第三"，"病不可吐证第四"，"病可吐证第五"，"病不可下证第六"，"病可下证第七"，"病发汗吐下以后证第八"，"病可温证第九"，"病不可灸证第十"，"病可灸证第十一"，"病不可刺证第十二"，"病可刺证第十三"，"病不可水证第十四"，"病可水证第十五"，"病不可火证第十六"，"病可火证第十七"，"热病阴阳交并少阴厥逆阴阳竭尽生死证第十八"，"重实重虚阴阳相附生死证第十九"，"热病生死期日证第二十"，"热病十逆死日证第二十一"，"热病五脏气绝死日证第二十二"，"热病至脉死日证第二十三"，"热病损脉死日证第二十四"，共二十四篇

又取《三阳三阴篇》本校之，见《脉经》本中，诸言宜某汤者，《三阳三阴篇》本亦皆言宜某汤；诸言属某汤证者，《三阳三阴篇》本，则统皆或言宜某汤，或言某汤主之。于是知，言属某汤证者为一本，言宜某汤与某汤主之者为一本。因思叔和初撰、再撰，皆为就原书篇目撰次之作。此之汗、吐、下三门中，多言属某汤证，则其所据撰之言属某汤证本，篇目必有汗、吐、下三门。可温、灸、刺、水、火各门中，多言宜某汤，则其所据撰之言宜某汤本，篇目必有可经①灸、刺、水、火各门。而灸、刺、水、火各门中，有言属某汤证二条者。督②此二条，一为霍乱条，一为惊狂条。知此二条为叔和自言属某汤证本之卒病门中，撰而次之于此者，非其本篇之文。除此二条，无别言属某汤证者，因是又知言属某汤证本，无可温、灸、刺、水、火各门。其汗、吐、下三门中，有言宜某汤六条者，为叔和所得之言属某汤证本有阙文，由叔和自言宜某汤本中，撰而补次之者。又因之知言宜某汤本，亦有汗、吐、下三门。如是，则是言属某汤证本，其篇目惟汗、吐、下三门。言宜某汤本，其篇目既有汗、吐、下三门，复多可温、灸、刺、水、火各门。又因见此卷前半汗、吐、下三门，其中条文悉为《汤液经》《广论》及《遗论》之文，后半可温、灸、刺、水、火各门中，《内经》之文约居其半。以《金匮》"问曰""师曰"类，多杂岐黄家言证之，知多可

温、灸、刺、水、火各门之言宜某汤本，必为《平脉辨证》。多可温、灸、刺、水、火各门之言宜某汤本，既为《平脉辨证》，则惟汗、吐、下三门之言属某汤证本，必为《胎胪药录》无疑。由是又因之以得知叔和撰次，惟据《胎胪药录》《平脉辨证》二书，《广论》原本，殆未之见。故叔和不识以六经名题首者，为任圣之经；以"伤寒"二字题首者，为仲景所广。此亦为叔和之学非出自仲景之门之证。

【注释】

① 经：据上下文义，"经"当作"温"。

② 詧：音 chá，明察，详审。《说文·言部》："詧，言微亲詧也。"今写作"察"。

【语译】

王叔和初撰本和再撰本都是按"可不可"分篇，初撰本有汗、吐、下、可温、灸、刺、水、火等门类，再撰本却只有汗、吐、下三个门类。考《脉经》第七卷"诸可不可篇"可以发现，汗、吐、下三个门类中收录"属某汤证"的条文计 107 条，"宜某汤"的条文计 6 条；可温、灸、刺、水、火等门类中收录"宜某汤"的条文计 9 条，"属某汤证"的条文计 2 条。《脉经》本中收录的"宜某汤"条文在"三阳三阴篇"中也称为"宜某汤"，"属某汤证"的条文则称为"宜某汤"或"某汤主之"。由此可知，称为"属某汤证"的条文是一种本子，而称为"宜某汤"或"某汤主之"的条文为另一种本子。王叔和初撰本和再撰本均未对原书篇目进行改动，因此可以认定王叔和两次整理时所用的参考书的篇目体例不同。此外，汗、吐、下三个门类中的条文均出自《汤液经》《广论》及《遗论》，而可温、灸、刺、水、火等门类中的条文多出自《内经》。进一步考证得知，包括可温、灸、刺、水、火等门类的参考书当为《平脉辨证》，只有汗、吐、下三个门类的参考书当为《胎胪药录》。这说明了王叔和没有看到《广论》原书，而是根据《胎胪药录》和《平脉辨证》进行的编次整理工作，所以他不知道以六经名题首的条文为《汤液经》原文，以"伤寒"二字题首的条文为仲景论广，同时再一次证实了王叔和不是仲景的弟子。

【解读】

从用字上判定隶属规律，有一定道理，由此考证叔和《脉经》中所集《伤寒》，掺入《内经》内容，是客观的。又指出叔和整理仲景书主要依据《胎胪药录》《平脉辨证》二书，并又强调以六经为题首者为伊尹所著，以"伤寒"二字题首者，为仲景论广。且以此判定叔和之学非出自仲景之门。

叔和所以未得见《广论》原本者，此其故，孙思邈已言之。《千金方》云："江南诸师，秘仲景要方不传。"此语即道明所以未得见之故。夫以生于西晋之王叔和，去建安之年未久，且犹未得见原书，足征仲景《广论》遭此一秘，始终未传于世而遂亡。幸有《胎胪药录》纪其梗概，此孤危欲绝之《汤液经论》，赖之以弗坠，此其功自不在高堂生①、伏生②下。据其篇中载有《广论》之文，知为出自仲景亲授名《胎胪药录》者。"胎"，始也；"胪"，传也。意殆谓为《广论》始传之书也。其书之篇目，今已考知为"卒病论"外，惟汗、吐、下三门。又因见言"属某汤证"文，与"问曰""答曰"及凡"伤寒"二字题首之诸条中，未尝有杂岐黄家言者，足证仲景《广论》与《胎胪药录》二书，皆严守《汤液经》家法。其书且严守家法，则其于篇目，必不致私以己意，妄立异同。其所立之汗、吐、下三门，与夫"卒病"诸篇之目，必为《胎胪药录》全本乎《广论》，《广论》全出自《汤液经》。

【注释】

① 高堂生：生卒年不详。复姓高堂，名隆，字伯。西汉鲁（今山东新泰龙廷）人。汉初今文经学大师，秦火劫后传儒家《礼经》第一人。《汉书·艺文志》曰："汉兴，鲁高堂生传《士礼》十七篇。讫孝宣世，后仓最名。戴德、戴圣、庆普皆其弟子，三家立于学官。"《士礼》即《仪礼》，记述古人冠、婚、丧、祭、朝、聘、射、乡等典礼仪节的书。高堂生传授《礼经》，自此古礼得传。

② 伏生：生卒年不详。名胜，字子贱。西汉济南（今山东章丘人）。汉初今文经学大师。早年任秦博士，专治《尚书》，秦火劫后传儒家《书经》（今文《尚书》）第一人。《汉

书·艺文志》曰："秦燔书禁学，济南伏生独藏之。汉兴亡失，求得二十九篇，以教齐鲁之间。"时伏生年九十余，不能出行，汉文帝命太常掌故晁错登门面受。伏生齿没且有口音，由其女羲娥转述，晁错笔录，自此《书经》得传。

【语译】

王叔和之所以没能看到《广论》原书，孙思邈在《千金方》中已经谈及："江南诸师，秘仲景要方不传。"王叔和生于西晋，与仲景所处时代不远，却未能看到《广论》原书，说明仲景《广论》问世后不久即亡佚。幸好有《胎胪药录》一书记载了《广论》的大部分内容，也使《汤液经论》得以传承。"胎"，始也；"胪"，传也，因而《胎胪药录》即为《广论》的第一个传本，该书的篇目除"卒病论"外，只有汗、吐、下三个门类，为汤液学派的著作。此外，我们还可以推知《胎胪药录》本自《广论》，而《广论》源出自《汤液经》。

【解读】

本段杨绍伊先生认为王叔和未见张仲景原著《广论》本，这里提示我们，张仲景论广汤液时，书名未称《伤寒论》，而为《广论》或《胎胪药录》，称《伤寒论》或《伤寒杂病论》是否始于王叔和？值得商讨。

《平脉辨证》之师，亦为张机仲景。《脉经》第五卷载《张仲景论脉篇》，其文即《平脉法》之首章，其明证也。惟《平脉辨证》之师，不止仲景一人。其"卒病论"中之"师曰"，多有其岐黄家师之说。故其篇目增灸刺各门，篇中载《内经》之说，知为非专师仲景者，以仲景《广论》与《胎胪药录》二论中，除采用灸刺法外，未尝见杂有岐黄一语故也。

【语译】

《平脉辨证》也有张仲景所作的内容，因为《脉经》第五卷载有"张仲景论脉篇"，就是《平脉法》的第一章，但其中"师曰"的内容杂有岐黄学派的思想及理论，故非仲景一人之作。仲景《广论》与《胎胪药录》二书中，除灸刺法外，没有岐黄学派医家的思想或言论。

【解读】

《平脉法》中载有经方内容，但更多是岐黄之说，这一评价是客观的。

至是，然后乃今①始详知《汤液经》经文，其原大抵不过只数十余条。后师广之，成百七十九条。仲景又广之，成二百八十条。《胎胪药录》又广之，《平脉辨证》又广之，叔和起而撰次之，复得增多百九十七条。今又新增三十八条。全《汤液经》共五百一十五条 叔和之初撰为合《胎胪药录》《平脉辨证》二书，而并其"卒病论"于《诸可不可篇》，故其篇目有可温、灸、刺、水、火各门，再撰为取初撰而去其杂说，既去杂说，则不可刺等门遂成废墟，故篇目不得不改从《胎胪药录》，惟汗、吐、下三门。三撰又取其撰就之《诸可不可篇》方治，次入《三阳三阴篇》中，定其名为《伤寒论》，而成今之《三阳三阴篇》本。至《平脉辨证》诸卒病门中，所杂厕之驳而不驯②之论，叔和似见其不类，疑为非出仲景，以故削而委之于《诸可不可篇》及《三阳三阴篇》外。既复惜之，恐其散亡也，又起而合次之于《胎胪药录》余论中，而并存之。此即《三阳三阴篇》本外，又有《金匮要略》;《脉经·诸可不可篇》外，又有《平脉辨证》诸篇之由来，亦即皇甫士安称其"撰次遗论甚精"之由来也。叔和撰次之作，大抵为如是。

【注释】

① 然后乃今:（以上事情都做完）之后，现在……典出《庄子·逍遥游》:"……而后乃今培风……而后乃今将图南。"

② 驳而不驯:杂乱而文义不顺。驳:杂乱不纯。《说文》:"马色不纯。"驯:顺服驯良。《说文》:"马顺也。"

【语译】

《汤液经》原文大约只有几十条，后人增广为 179 条，张仲景进一步论广为 280 条，《胎胪药录》《平脉辨证》二书续有增广，经王叔和编撰整理，又增加了 197 条。王叔和初撰本将《胎胪药录》《平脉辨证》二书中的内容予以整理，并将"卒病论"放在"诸可不可篇"，所以有可温、灸、刺、水、火各篇，再撰本则按《胎胪药录》分篇，只有汗、吐、下三个门类，三撰本又将"诸可不可篇"中的方治内容编入"三阳三阴篇"中，书名定为《伤寒论》，也就是现在通行的"三阳三阴篇"传本。王叔和认为《平脉辨证》"卒病门"中的内容可能不是仲景所作，所以将其削减并放在"诸可不可篇"及"三阳三阴篇"以外，但又怕这些内容散佚不全，所以便放在《胎胪药录》余论中，这就是《金匮要略》及《平脉辨证》诸篇的来历，也就是皇甫谧所说的"撰次遗论甚精"。

【解读】

本段总结了王叔和三次编撰整理工作的大体过程，并对其撰次遗论进行解说。

叔和之撰次既明，《汤液经》书即出，析而观之，《汤液经》文辞质实，记序简显，发语霜临[①]，行气风迈[②]，殷商文格，此属一家。全经百七十九条，而汗、吐、下、利、温之诸法具详；主方二十有二_{主方二十二，一方名见后表}，而中风、伤寒、温病、卒病之治法咸备，允非神明全智者不能作。容[③]尚多有致遗者，是则当问诸江南诸师也。

【注释】

① 霜临：踩着霜，预知坚冰将至。典出《周易·坤卦·初六》："履霜，坚冰至。"此处指文辞古朴，涵义深远。

② 风迈：《说文》："远行也。"此处指文气贯通，行文流畅。

③ 容：副词。或者，也许。《汉书·李固传》："宫省之内容有阴谋。"

【语译】

了解了王叔和编撰整理的全过程，也就知晓了《汤液经》原书的大体内容。《汤液经》原文涵义深远，文辞古朴，行文流畅。虽然只 179 条，但汗、吐、下、利、温法详备；仅 22 个主方，却涵盖了中风、伤寒、温病、卒病的治法。

【解读】

杨绍伊先生从文辞、文格上判定，自信由叔和撰次的《伤寒》(《脉经》中）可辨认出《汤液》原文，其中主方二十二表值得关注。

仲景《广论》踖踖^①有循，发微穷变，补益实多，其论厥诸条，大《易》^②之遗象也。

【注释】

① 踖踖：音 sù sù，小步快走的样子。《论语·乡党》："勃如战色，足踖踖如有循。"此处指仲景《广论》文句、辞例、方论均紧跟《汤液经》。

② 大《易》：指《周易》。

【语译】

张仲景《广论》在文句、辞例、方论方面与《汤液经》一致，继有增益，如涉及厥证的条文，则源自《周易》。

【解读】

本段最短，却指出了经方的部分理论源自《周易》。

叔和撰次，其书实不可废。盖因其撰次，然后《汤液经》一表二里之法以明。所谓一表，太阳是也；二里，阳明、少阴是也。《汤液经》虽分六经属病，实止一表二里三门，即惟立方治于太阳、阳明、少阴三经中是也。缘^①少阳、太阴、厥阴三经无专病，少阳之表里病，皆为与太阳、阳明并病，其方治已悉见太阳、阳明二经。故少阳本经中，除惟出中风方治一条以示例外，别无方治之条。太阴、厥阴亦然，其病也，必为与少阴合病。凡少阴病，论中诸言"下利清谷""下利腹痛"，皆为与太阴并病之文。诸言"下利厥逆""下利便脓血"，皆为与厥阴并病之文。"既吐且利，手足厥逆，脉微欲绝"，则为三阴合病之文。是以太阴、厥阴病论中，亦除惟出中风方治一条，以示例外，别无方治之条。原夫病之出路，惟在汗孔与二便。太阳主表，兼司小便。阳明司大便。少阴出路，亦是二便。《白虎通》云："肾之为言泻也，以窍泻也。"所谓窍即前阴^{西学谓肾为泌尿器，与《白虎通》之说合。}又云："小肠大肠，心之府也。肠为胃纪②，心为支③体主。"故两腑也，小肠、大肠为心之腑。心有热则移邪于腑，泻其腑以救其脏，此少阴病所以有承气证。而《汤液经》方治，所以皆在太阳、阳明、少阴三经中，自其出路以导之之道也。桂枝、麻黄、栀豉、白虎，发汗方药也。承气、抵当④、十枣，下血、下水、下燥屎方药也。五苓、黄芩，利小便方药也。附子、干姜诸剂，虽云温里，其病之去，亦由汗孔。《本经》于干姜、乌头下俱云"出汗"。冬采为附子，春采为乌头。乌头出汗，附子必亦出汗可知，此《本经》互见例也。今夫风寒之客于表也，阻塞荣卫气行之路，使人恶风、恶寒、头痛、腰痛、骨节疼痛，故不得不用桂枝、麻黄、柴胡诸药以攻其表，发其汗，祛其邪，使由汗孔而出。风热之舍于表也，使人头目昏眩，神不清明，又常自汗出，身重难以转侧，口舌不仁，语言难出。治以豆豉、石膏，清表热，解温毒，令邪气与汗气共并由毛窍败泄而出。若夫寒邪之中于里也，设外表无病，则出路畅通，惟用附子、干姜诸剂，自里以温蒸之，邪气自由汗孔而去。温蒸其内，其外未有不微有汗气出者，是亦一汗解剂也。瓜蒂吐药，《本经》又言"下水"之水邪之在上焦者，涌之使从胃口吐出；在中、下焦者，导之使自大肠泻下，犹巴豆之病。在膈上吐，在膈下利，其出路则适皆在阳明也。又养阴之药，多用地黄，凡服地黄者，大便无不快利，以故阴虚便秘必用之。《本经》言地黄："逐血痹。"又曰："除寒热、积聚，除痹。"曰"除"曰"逐"，去由大便可知。《金匮》百合地黄汤下云："大便当如漆。"即其去由大便之证。用是观之，治病之法，无论其为温补、为养阴、为汗、为吐、为下、为利，病之去路，无一不在汗孔与二便，所以《汤液经》立一表二里

81

之法，约方治在太阳、阳明、少阴三经中，不多出歧途以迷人。此等理法，非经叔和撰次无由见之。而叔和尤有特识之处，即分太阳为三篇，次太阳本经论文于上篇，次太阳、阳明与太阳、少阳及太阳、少阴二经合病之表病论文，暨表里并病之文于中篇，次太阳、少阳二经合病之里病论文于下篇。如斯识别，非精谙⑤于《汤液经》理法者，不易得之。惟其次《广论》论厥诸条于《厥阴篇》，是其小失。盖厥阴无专病，《广论》诸条所论，皆为与少阴并病。三阴合病之文，依《汤液经》之法，当次入《少阴篇》，以符一表二里之制。矧⑥仲景之作，号为"论广《汤液》"，如此重要之少阴病论中，独无《广论》一条，岂有此理！叔和未察，不得谓非千虑之失也。

【注释】

①缘：因为，由于。唐·杜甫《客至》："花径不曾缘客扫，蓬门今始为君开。"

②纪：扎丝束的线头。《说文》："纪，丝别也。"引申为要领，关键。胃以降为和，肠通则胃降得顺，故肠道是胃的关键。

③支：通"肢"。《淮南子·人间》："商鞅支解，李斯车裂。"

④抵当：即"至掌"，水蛭也。《说文·虫部》："蛭蟣，至掌也。"《说文》段玉裁注云："《本草经》：水蛭味咸，一名至掌。"因先秦两汉凡"zh"音皆发"d"（或t）音，故"至掌"古音正读为"抵当"，抵当汤，即至掌汤，方中水蛭为君药故也。参见钱超尘《伤寒论文献通考》（学苑出版社）。

⑤精谙：精通，熟悉。谙：音ān，《说文》："谙，悉也。"

⑥矧：音shěn，连词，表示更进一层，何况。《诗·大雅·抑》："神之格思，不可度思，矧可射思。"

【语译】

王叔和的编撰整理，突显了《汤液经》对一表二里的认识。所谓一表，指太阳；二里，是阳明与少阴。《汤液经》虽然按六经分属疾病，但实际上就是一表二里，也就是说其立方辨治是依照太阳、阳明、少阴三经。这是因为少阳、太阴、厥阴三经没有各自的专属疾病，少阳病的方治可完全见于太阳、阳明二经，所以少阳本经中，只载有一条中风方治。太阴病与厥阴病的方治可完全见于少阴，所以少阴篇谈到"下利清谷""下利腹痛"，都是与太阴并病的条文，谈到"下利厥逆""下利便脓血"，都是与厥阴并病的条文，"既吐且利，手足厥逆，脉微欲绝"，则为三阴合病的条文，因此太阴病、厥阴病篇中也只载有一条中风方治。

治疗疾病，就要使邪有出路，而出路则不外乎汗孔与二便。太阳主表，兼司小便，阳明司大便，少阴出路为二便，所以《汤液经》方治都在太阳、阳明、少阴三经中。

从方剂角度分析，不难发现桂枝、麻黄、栀豉、白虎为发汗之剂；承气、抵当、十枣为下血、下水、下燥屎之剂；五苓、黄芩为利小便之剂；附子、干姜虽为温里之剂，但这两种药物均具有发汗之功，所以也是通过发汗而祛邪。

从邪气属性看，风寒之邪客于肌表，阻塞荣卫，可见恶风、恶寒、头痛、腰痛、骨节疼痛等症状，此时要用桂枝、麻黄、柴胡等攻表发汗，使邪从汗出；风热之邪客于肌表，则见头目昏眩、神不清明、常自汗出、身重难以转侧、口舌不仁、语言难出等症状，用豆豉、石膏清热解毒，使邪气随汗而出；寒邪中于里而外无表证，则以附子、干姜，使邪气从汗孔蒸腾而出。

从治法而言，瓜蒂是涌吐药，《本经》说其有"下水"之功，因其可使位于上焦的水邪从胃中涌吐而出，巴豆之类泻下的药物则使位于中、下二焦的邪气从大肠而去，故吐、下两法祛邪的出路都在阳明；地黄等养阴药也具有通利大便的作用，可用治阴虚便秘，《本经》说地黄还有"逐血痹""除寒热、积聚，除痹"的功效，"除"与"逐"都是通利大便的结果，《金匮》百合地黄汤条后"大便当如漆"，就说明了邪自大便而去，由此看来，无论温补、养阴、汗、吐、下、利，病邪的去路无非汗孔与二便，所以《汤液经》立一表二里之法，将方治内容均放于太阳、阳明、少阴三经中。

王叔和深谙《汤液经》理法，将太阳分为上、中、下三篇，分别收录太阳本经条文，太阳、阳明与太阳、少阳及太阳、少阴两经合病见表证和表里同病的条文，太阳、少阳两经合病属里证的条文。遗憾的是，叔和忘记了厥阴无专属疾病，均与少阴并病，反将《广论》厥证的条文放在"厥阴篇"中；而按照《汤液经》的理法，三阴合病的条文当放入"少阴篇"为宜，更何况少阴病篇中，没有一条仲景《广论》的内容，可见王叔和是百密一疏。

【解读】

本段突显杨绍伊先生对六经的理解，认为《汤液》易分六经属病，实止一表二里三门，其治法亦止汗、吐下。因此，把栀豉、白虎、柴胡、附子、干姜等归了汗法；把五苓、黄芩、地黄归类于下法。其根源是缘于其认为六经是六病，《伤寒》全书主要讲伤寒、中风、温病三端；认为《伤寒》以六经分篇，每一篇即专讲该篇病。

尝论"伊尹以割烹要汤"①，与岐伯之事正同。《广雅·释言》云："要，约也。"高诱《淮南·坠形训》注云："要，正也。"谓以医家养性全形之道，约正汤之身也。《吕览·本味篇》②载伊尹以至味说汤，乃后人依声附合之作，不足凭信。厥后华佗得任圣之割《抱朴子·至理篇》云："淳于能解颅以理脑，元化能刳腹以涤肠。"仓公、华佗，盖皆得任圣割治之传者，仲景传任圣之烹《抱朴子》云："仲景穿胸以纳赤饼。"有据此谓仲景通割道者，其实不然。仲景如通割道，其学必传。"穿胸以纳赤饼"，即用赤饼以开胸也。赤饼当是陷胸丸之类，与岐黄针灸，分职造化。惜华佗性恶③恶，去声各技，致任圣割道失传，其遭戮死，或天所假手也。后世针灸之学亦微，独《汤液经》学历世愈久，而愈益尊显。斯非得道之大者，乃可大可久也欤！

【注释】

① "伊尹以割烹要汤"：语出《孟子·万章上》，原意指伊尹以他善于宰割、烹调的厨艺约见商汤，孟子否定此事。杨绍伊这里解释为：割烹作切肉、做菜烹饪讲，此处作医家割治（外科）、煮药养性全形之道讲。

②《吕览·本味篇》：即《吕氏春秋·本味篇》。参见附录。

③ 性恶：语出皇甫谧《黄帝三部针灸甲乙经》序。

【语译】

伊尹创制了汤液及外科割治疗法，其后华佗发展了外科疗法，而张仲景传承了汤液。只可惜由于华佗被害致死使得伊尹所创的外科疗法几近失传，只有《汤液经》有幸传世。

【解读】

杨绍伊认为伊尹不但传下了汤液（内服药），还传下了割道（外科），力主

《汤液》为伊尹所著。

　　兹即叔和撰次之书而厘^①订之，复其旧名曰《汤液经》，篇目亦改从《汤液经》之旧，仍以仲景之《广论》《遗论》附于下。其为《广论》者，低格写；其为《遗论》者，又低格写。其间字句，则谨遵《脉经》本。其《脉经》所无之条，则从《千金翼方》本。以此二本未遭羼乱，较《三阳三阴篇》本之经手过多为近可信故也。顾今分卷分目，归类序次，必未能尽符原本之制，以无原本可考，谨取便读者，易寻端绪^②计，姑定之如是。希博雅君子，得其正而订焉。

中华民国三十七年戊子孟春月

古益杨师尹谨述　　时年六十有一

【注释】

　　①厘：更正，改正。《后汉书·梁统传》："施行日久，岂一朝所厘。"李贤注："厘，犹改也。"

　　②端绪：头绪，开端。端：顶头。《墨子·经上》："端，体之无序而最前者也。"绪：丝头。《说文》："绪，丝耑也。"

【语译】

　　本书对王叔和撰次本进行考订，力求复原《汤液经》，篇目仍依照《汤液经》旧例，并附仲景《广论》《遗论》。其中属《广论》的内容低一格排，《遗论》部分则再低一格。因"三阳三阴篇"本传本较多，难免有误，故条文字句遵照《脉经》本，不见于《脉经》的条文以《千金翼方》本为准。由于无原本可以参考，所以卷目章节及编排序次难以符合《汤液经》原貌，希望有识之士予以指正。

【解读】

　　杨绍伊在这里说明，本书主要目的是让大家看到《汤液》原貌和仲景论广及其遗论的内容。并注明其考证整理主要依据《脉经》本，并参考了《千金翼方》本。

这里值得注意的是：文中称复其旧名曰《汤液经》，李鼎先生提署亦为《汤液经》，但书外封是《伊尹汤液经》，书中夹缝书名亦为《伊尹汤液经》。

《汤液经》经方二十二主方表

太阳							阳明			少阳				少阴							
太阳	太阳阳明	太阳少阴	太阳少阳	太阳阳明	三阳		阳明	太阳阳明		太阳少阳				少阴		太阴				厥阴	
桂枝	麻黄	葛根	小青龙	柴胡	栀豉	白虎	承气	抵当	茵陈	十枣	白散	瓜蒂	黄芩	连胶	猪苓	四逆	玄武	吴萸	桃花	龙牡救逆	防己地黄
汗							下			吐			利			温					
中风				温病			温病									伤寒					
表							里														

【解读】

上为附于篇后之表，所列方剂名，杨绍伊先生认为是《汤液》22主方。凡读过《伤寒》者，可能对本表不理解，如麻黄汤、葛根汤本治伤寒怎么治中风？白虎汤、栀子豉汤、小柴胡汤怎么是发汗剂？又麻黄汤怎样治疗太阳阳明病？这里的主要原因，当是杨绍伊先生未用八纲解六经，对《伤寒》条文未能全面理解，如第36条："太阳阳明合病，喘而胸满者，不可下，宜麻黄汤。"强调"喘而胸满"，是太阳表证明显，即使有阳明里实证也不能用下法，故特表明"不可下"，又因阳明病下不嫌迟，故宜用麻黄汤先解表，说明麻黄汤主治太阳表证。杨氏却认为麻黄治疗太阳阳明病显系错误，其他方证亦大多类似。此外，从表格来看，杨氏认为伤寒属于里证，又见于太阴、厥阴；表证见于太阳，又见于太阳少阴、太阳少阳、太阳阳明、三阳等，都是受以《内经》释《伤寒》及《难经》"伤寒有五"的影响，视伤寒、温病、中风为独立的病，认为《伤寒》全书主要论述这三种疾病，太阳病中包括太阳、太阳阳明、太阳少阴、太阳少阳……皆可发汗，甚至认为风温亦可发汗，这样《伤寒》主要讲的不是六经辨证，而是主要讲中风、温病、伤寒三种疾病，明显远离了《伤寒》六经原旨。

杨绍伊的考次汤液经序、卷首和主方表给了我们宝贵的启示，使我们看到了经方发展的重要过程：

　　其一，《汤液经法》无半表半里理念：从主方表可以看出，仲景以前《汤液》书中的病位概念只有表和里，无半表半里，治法只有汗、下、吐、利、温，而无和法。这一点又确证于史书的记载，如《汉书·艺文志·方技略》有："经方者，本草石之寒温，量疾病之浅深，假药味之滋，因气感之宜，辨五苦六辛，致水火之齐，以通闭解结，反之于平。及失其宜者，以热益热，以寒增寒，精气内伤，不见于外，是所独失也。"说明杨氏以经学考证经方，在考证病位概念上符合当时的客观实际。

　　其二，仲景加入了半表半里理念：从杨氏所撰《伊尹汤液经》书中，可以清晰地看到，仲景创建半表半里理念的证据。如卷二有关小柴胡汤的论述，杨氏把小柴胡汤放于卷二"病可发汗篇"，前有"太阳中风，往来寒热，五六日以后胸胁苦满，嘿嘿不欲饮食，烦心喜呕、或胸中烦而不呕、或渴、或腹中痛、或胁下痞坚、或心中悸、小便不利、或不渴，外有微热、或咳者，属小柴胡汤"（赵开美本第96条），"伤寒、中风有柴胡证，但见一证便是，不必悉具也"（赵开美本第101条）及"阳明病，胁下坚满，不大便而呕，舌上胎者，可以小柴胡汤，上焦得通，津液得下，胃气因和，身濈然汗出而解"（赵开美本第230条），皆顶格写，列为《汤液》原文，其后"伤寒五六日，头汗出，微恶寒，手足冷，心下满，口不欲食，大便坚，其脉细，此为阳微结，必有表复有里，沉亦为病在里，汗出为阳微结，假令纯阴结，不得有外证，悉入在于里，此为半在外半在里，脉虽沉紧，不得为少阴，所以然者，阴不得有汗，今头大汗出，故知非少阴也，可与小柴胡汤，设不了了者，得屎而解。"（赵开美本第148条）则低一格写，列为仲景论广，说明张仲景在论广时加入了半表半里的病位概念，继而有了和法。

　　鉴于此，胡希恕先生明确指出："经方的六经来自八纲。"张仲景加入半表半里的病位概念后，使经方辨证，原只用八纲，辨证时只有"抽象"（没有六经实质，如主方表所示），"乃具实形"（六经具有实质），而形成了完善的、实质明确的六经辨证理论体系，即：太阳病为表阳证；阳明病为里阳证；少阳病为半表半里阳证；太阴病为里阴证；少阴病为表阴证；厥阴病为半表半里阴证（见图）。

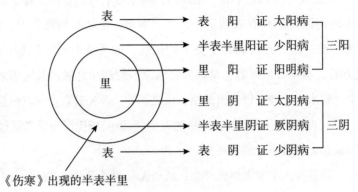

《伤寒》六经实质图

六经实质及其治则、代表方剂如下表所示：

六经实质及其治则、代表方剂表

病位	病情	六经名	治则	代表方证
表	阳	太阳病 表阳证	发汗	麻黄汤（伤寒）、桂枝汤（中风）等
	阴	少阴病 表阴证	强壮发汗	麻黄附子甘草汤、桂枝加附子汤等
里	阳	阳明病 里阳证	清里吐下	白虎汤、瓜蒂散、承气汤等
	阴	太阴病 里阴证	温里补中	四逆汤、吴茱萸汤、理中汤等
半表半里	阳	少阳病 半表半里阳证	和解	小柴胡汤、四逆散等
	阴	厥阴病 半表半里阴证	强壮和解	柴胡桂枝干姜汤、乌梅丸等

总之，本篇考证可赞、可叹者有二：

一者，证实了"撰用《素问》……"23字不是张仲景所写，阐明《内经》属岐黄学派的著作，《汤液》《伤寒》属农尹学派，扭转了医界原有的认为"张仲景据《内经》撰写了《伤寒》"的观点，有助于正确理解经方理论体系。

二者，提示半表半里理念、六经提纲为仲景论广及遗论所加入，表明六经辨证论治体系的形成当在东汉，即《伤寒》撰成后。

本篇有值得商讨者，杨绍伊虽然阐明了《伤寒》学术不同于岐黄，但医学理论概念仍受后世以《内经》释《伤寒》及《难经》"伤寒有五"的影响，把伤寒视为病，因而影响了正确认识《伤寒》的六经实质和方证。

张仲景论广汤液经序

论曰：余每览越人①入虢之诊，望齐侯之色，未尝不慨然叹其才秀也。怪当今居世之士，曾不留神医药，精究方术，上以疗君亲之疾，下以救贫贱之厄，中以保身长全，以养其生，但竞逐荣势，企踵权豪，孜孜汲汲，惟名利是务，崇饰其末，忽弃其本，华其外而悴②其内。皮之不存，毛将安附焉？卒然遭邪风之气，婴③非常之疾，患及祸至，而方震栗，降志屈节，钦望巫祝，告穷归天，束手受败，赍④百年之寿命，持至贵之重器，委付凡医，恣其所措，咄嗟呜呼！厥身已毙，神明消灭，变为异物，幽潜重泉，徒为啼泣。痛夫！举世昏迷，莫能觉悟，不惜其命，若是轻生，彼何荣势之云哉！而进不能爱人知人，退不能爱身知己，遇灾值祸，身居厄地，蒙蒙昧昧，蠢若游魂。哀乎！趋世之士，驰竞浮华，不固根本，忘躯徇⑤物，危若冰谷，至于是也！余宗族素多，向余二百，建安⑥纪元以来，犹未十稔⑦，其死亡者，三分有二，伤寒十居其七。感往昔之沦丧，伤横夭之莫救。乃勤求古训《汤液经》之训，博采众方《汤液经》之方，为《伤寒卒病论》

卒与倅⑧，古字通。倅七内切，音淬，副也。《礼记·燕义》云："庶子官职诸侯、卿、大夫、士之庶子之卒。"郑注云："卒，读为倅。"又《周礼》："诸子掌国子之倅。"注云："故书倅为卒。"郑司农云："卒，读为'物有副倅'之'倅'。"《礼记·文王世子》："掌国子之倅。"《释文》云："倅，副也。"此序云为"伤寒卒病论"者，言为伤寒与伤寒之副病论也。《金匮要略·脏腑经络先后病脉证》云："夫病固疾，加以卒病，当先治其卒病，后乃治其固疾也。"此卒病即谓副病。足证仲景所云之卒字，当如郑司农云，读为"物有副倅"之"倅"也，

合十六卷，虽未能尽愈诸疾，庶可以见病知源，孔子云："生而知之者上，学则亚之，多闻博识，知之次也。"余宿尚方术，请事斯语。

【注释】

①越人：秦越人扁鹊，战国时名医。

②悴：音 cuì，衰枯。《晋书·郭璞传》："支离其神，萧悴其形。"

③婴：颈饰。引申为缠绕。《乐府·豫章行》："远节婴物浅，近情不能深。"注引《说文》："婴，绕也。"这里指感召不寻常的疾病。

④赍：音 jī，拿（东西送人）。《国策·齐策四》："齐王闻之，君臣恐惧，遣太傅赍黄金千金，文车二驷，服剑一，封书谢孟尝君。"

⑤徇：音 xùn，曲从。《史记·项羽本纪》："今不恤士卒而徇其私，非社稷之臣也。"这里指曲从物欲。

⑥建安：东汉末献帝年号（公元 196—219）。

⑦稔：音 rěn，谷物成熟。《说文》："稔，谷熟也。"谷物一年一熟，引申为年。

⑧倅：音 cuì，副，《周礼·夏官·戎仆》："戎仆掌驭戎车，掌王倅车之政。"

【解读】

有关《伤寒论》序，近代多称《张仲景原序》，而历代各个版本的序篇名不同，如成无己为《伤寒卒病论集》；康平本为《伤寒卒病论》；宋本为《伤寒卒病论集》；尤其值得注意的是，康治本、唐本、高进本、《金匮玉函经》皆无。

值得注意的是，本篇称《张仲景论广汤液经序》，是杨绍伊由《张仲景原序》删除了"撰用《素问》……"23字和"夫天布五行"以下至"孔子云"前 200 字。杨绍伊认为是王叔和撰入，已详述于前。

本篇值得关注的焦点：是把"伤寒"视为病，还是视为证！

序中称："其死亡者，三分有二，伤寒十居其七。"显然这里将伤寒视为病，或认为是热性病、急性传染病。而《伤寒论》中"伤寒"的概念是什么呢？《伤寒论》讲的很清楚，如第3条："太阳病，或已发热，或未发热，必恶寒、体痛、呕逆、脉阴阳俱紧者，名为伤寒。"是一个证的概念，伤寒与中风一样不过都是太阳病中的常见表实证，正气旺盛而病轻在表，何以论死？从《伤寒论》全书看未见一条以"伤寒"来论死者，而论死多在太阴和阳明。序中称他的家族三分之二死于"伤寒"明显与《伤寒论》的论述相矛盾，不是一家之言。自序要与全书内容一致，这是一般的常识，为何张仲景的自序与《伤寒论》全书内容不一致？为何"家乘中不系祖祢而谱牒东邻也"！这里的问题很值得商讨。杨绍伊先生对"撰用《素问》……"23字以文字功夫考证了其真伪，对此，因受《难经》"伤寒有五"影响，却予以默认，也值得商讨。

值得注意的是，后世对此处的"伤寒"，还有一种解释，即谓此处的"伤寒"是广义的伤寒，而太阳病的"伤寒"是指狭义的伤寒，这实际还是"伤寒有五"的观点，要知杨绍伊在前面已考证，汉前无《伤寒卒病论》《伤寒杂病论》书名，东汉时称《论广汤液》，到西晋时王叔和始称《伤寒卒病论》或又称《伤寒论》和《金匮要略》，因此，可知张仲景本人未曾分广义和狭义伤寒，广义和狭义是受《难经》"伤寒有五"影响而产生的自圆其说的解释。

这里必须明了两个问题：

一是《伤寒》是治什么病的，杨绍伊考证已说明，《伤寒》是由论广《汤液》而来，即经方方证体系，原本不是专治伤寒、热性病或急性传染病，而是治疗各种常见病、多发病，当然包括常见的中风与伤寒。

二是书名叫《伤寒论》《伤寒杂病论》或《伤寒卒病论》，此与王叔和撰次有关，但是其书是讲什么病，主要看全书内容，并结合临床验证，可知它讲的是六经辨证论治理论体系和方证。伤寒在仲景书中的概念很清楚，并不概指热病，并无《难经》"伤寒有五"的概念，因《伤寒论》中已明确了温病、风温等概念及具体证治。

这里要说明，《伤寒论》不是一人之作，杨绍伊先生考证亦在力主论广《汤液》而成，而《汤液》主集古代方证，以八纲辨证，主要以症状反应规律总结经验，不是一个病一个病地总结经验，显然《伤寒论》一书，不是专论治"伤寒"或专论治外感病不论治"杂病"，并非再加上《金匮》才治杂病，而是从常见病所出现的普遍规律总结经验，概括地说，"经方辨证施治的首要精神，即是在患病机体一般的规律反应基础上，讲求一般疾病的通治方法"。

总之，《伤寒》是经方、《汤液》的代表之作，不论书名叫作什么，它不是专治"伤寒"的，它是根据症状反应进行辨证论治的治疗规律总结，总结出的六经辨证理论，不但适用于急性病，也适用于慢性病，不但包括伤寒、温病、中风……亦包括各种杂病。这一认识必须明确，不然难以明了六经实质，难以认识经方的理论体系。

　　这里留给我们深思:《伤寒》由《汤液》论广而来,张仲景时称《论广汤液》或称《汤液广论》,王叔和称《伤寒卒病论》《伤寒杂病论》《伤寒论》和《金匮要略》,如果仲景书始终沿用《汤液》名而不用《伤寒》名,还会有"伤寒有五"这种解释吗? 还会有后来的"伤寒""温病"之争吗? 杨绍伊还会认为"仲景书开端即首揭中风、伤寒、温病,全书所论,悉不外此三端"吗?

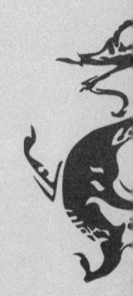

第三编

《伊尹汤液经》解读

汤液经卷一

〔商〕伊尹著 〔汉〕张机广论《胎胪药录》又广《平脉辨证》

成都杨师尹绍伊 考次

华阳刘复民叔 补修

◎太阳病证论第一

太阳病，其脉浮。

太阳病，发热，汗出而恶风，其脉缓，为中风。

太阳中风，发热而恶寒。 卫中风则恶风，荣中风则恶寒[①]。上条言卫中风，此条言荣中风

太阳病，或已发热，或未发热，必恶寒，体痛，呕逆，脉阴阳俱紧，为伤寒。 此条言表中寒风，传入于里[②]

太阳病，发热而渴，不恶寒者，为温病。 中风为表病，伤寒为里病。风温为表病，温病为里病[③]

若发汗已，身灼热者，名风温。风温为病，脉阴阳俱浮，自汗出，身重，多眠睡，鼻息必鼾，语言难出。若被下者，小便不利，直视，失溲。若被火者 此"火"字当是"汗"字之讹。下文"若火熏之"，乃为言火，微发黄色，剧则如惊痫[④]，时瘛疭[⑤] 此风温误汗必然之现象 若火熏之，一逆尚引日，再逆促命期。

太阳病，脉反躁盛者，是阴阳交，死。复得汗，脉静者，生[⑥]。

　　吐，舌下卷者，死。唾如胶者，难解。舌头四边徐有津液，此
　　为欲解。病者至经，上唇有色，脉自和，为欲解；色急者，
　　未解。

太阳病，下之，其脉促。不结胸者，此为欲解。其脉浮者，必结胸。其脉紧者，必咽痛。其脉弦者，必两胁拘急。其脉细而数者，头痛

未止。其脉沉而紧者，必欲呕。其脉沉而滑者，挟热利。其脉浮而滑者，必下血。

太阳病，脉浮紧，发热，身无汗，自衄者愈。

太阳病，头痛至七日，自当愈，其经竟故也。若欲作再经者，当针足阳明，使经不传则愈。

　伤寒一日，太阳受之。脉若静者，为不传。颇欲呕，若躁烦^{若及也，}脉数急者，乃为传。

　伤寒，其二阳证不见，此为不传。

　　夫病有发热而恶寒者，发于阳也。不热而恶寒者，发于阴也。发于阳者，七日愈。发于阴者，六日愈。以阳数七，阴数六故也。

　　风家，表解而不了了者，十二日愈。

太阳病欲解时，从巳尽未^⑦。

　　太阳之为病，头项强痛而恶寒^⑧。

　　病人身大热，反欲得衣者，热在皮肤，寒在骨髓也。身大寒，反不欲近衣者，寒在皮肤，热在骨髓也。

【注释】

　①卫中风则恶风，荣中风则恶寒：《伤寒》的中风，是指上条的太阳病，发热、汗出而恶风、其脉缓。本条太阳中风，发热而恶寒，是强调一下中风亦见恶寒。不论是恶风还是恶寒，都是汗出表虚的原因，并不是风中荣卫的不同。经方是根据症状反应，并用八纲归类分证，与岐黄派用病邪、五运六气推理不同。杨绍伊明确仲景属农尹，与岐黄不同，但医学理论概念仍受岐黄影响。

　②此条言表中寒风，传入于里：《伤寒》对伤寒的概念讲得很简单明白，即本条所述，但后世以《内经》释《伤寒》，以病因阐述，因使本来简单明确的概念使人深陷糊涂。杨绍伊亦受其影响，从人体受外邪不同来分证，错误地得出伤寒是寒风入里。

　③中风为表病，伤寒为里病，风温为表病，温病为里病：此小注表明杨绍伊对中风、温病、风温的错误理解。关于温病的概念《伤寒》有明确阐述，本条论述已很明确，即有与太阳相似的表证，但其特点是"发热而渴、不恶寒者"，实际是在说明这是阳明病的外证，

仔细读有关条文自可明白。杨绍伊此注受后世"中风为中于风，病轻浅在表；伤寒是伤于寒，中于里，病深重"影响，认为伤寒为里病是大错而特错，因这种结论与《伤寒》原旨大相径庭。这里的发热而渴、不恶寒，与太阳病的必恶寒、无口渴有明显区别，这里冠首是太阳病，实际条文主讲是阳明，也是杨绍伊在前篇所提出的"为何题首是'伤寒'，讲的内容却是'中风'；题首是'太阳'，讲的内容却是'阳明'"的质疑。

④痫：同癎，音 xián，癫痫，即羊角风。

⑤瘈疭：音 chì zòng，手足痉挛、抽搐。

⑥本段条文，多数版本无，仅见于《脉经·病可火证第十七》《金匮玉函经》，概由王叔和引撰于《素问·评热病论》。

⑦从巳尽未：从巳时（早 9:00—11:00）开始至未时（下午 1:00—3:00）结束。即太阳病病愈的时间，在巳、午、未三个时辰。这是附会运气之说。

⑧太阳之为病，头项强痛而恶寒：此条及"太阳病，其脉浮"，仅见于唐本《伤寒论》《金匮玉函经》，其他版本都是两条合在一起，即"太阳之为病，脉浮，头项强痛而恶寒"。

【解读】

杨绍伊先生认为汉前的《汤液》已有三阴三阳（六经）的内容，并根据王叔和三次整理撰写的《伤寒杂病论》内容及其文字特点，分为《汤液》原文、仲景论广、仲景遗论三类（简称三分法）。

本篇即展示太阳病的内容。其中属《汤液》原文者 12 条，属仲景论广者 2 条，属仲景遗论者 5 条。

请注意：不论是《汤液》原文、论广，还是遗论，其论述皆用八纲，而无脏腑或经络概念。

杨绍伊先生所依据的版本主要有《脉经》《玉函》等，但有些来源不十分清楚，从内容看，可能参考了多个版本，特别是从本篇内容看，"太阳病，其脉浮"，只见于唐本《伤寒论》和《金匮玉函经》。又属《汤液》原文有"阴阳交，死"一条者，只见于《脉经》《金匮玉函经》，故可知原出《脉经》。有的条文引自《千金》。无论对照唐本《伤寒论》还是《金匮玉函经》，本篇条文明显少，主要因凡属有方治者之条皆未集入，其他五经病证亦是如此。

本篇可称道者：提示了太阳病提纲演成轨迹。"太阳之为病，脉浮，头项强痛而恶寒"，为公认的太阳病提纲，它首见于《注解伤寒论》。而唐本《伤寒论》和《金匮玉函经》皆是"其脉浮"与"太阳之为病，头项强痛而恶寒"分离。杨绍伊把"太阳病，其脉浮"，列属于《汤液》原文并列于首条，把"太阳之为病，头项强痛而恶寒"列属遗论，是在说，原《汤液》尚无太阳病提纲，只是有"其脉浮"的特点记载。张仲景论广时亦是如此，但是他已注意到补充修改，这表现了在其遗论中加入了"太阳之为病，头项强痛而恶寒"，这就是说，张仲景和其弟子撰写《伤寒》时，太阳病提纲还未完整出现。由唐本《伤寒论》看，它是未经王叔和整理而由孙思邈整理的版本，没有太阳病提纲，而《注解伤寒论》、康治本《伤寒论》皆有了太阳病提纲，因此，可以说，提纲的出现，最大可能是在王叔和三次整理的版本中。

太阳病提纲的形成过程提示我们：不论杨氏的三分法是否确切，皆说明《伤寒》的撰成，不是张仲景一人所为，《伤寒》的主要内容《汤液》在汉前已经存在，张仲景和其弟子继承了全面内容，并论广补充了其内容，而撰成《伤寒》，又几经修改完善，才成为我们今天的《伤寒》，太阳病提纲如此，其他提纲及内容亦是这样，《伤寒》是经过反复临床验证、修改的中医辨证论治体系。

本篇值得商讨者：

其一，李鼎先生谓："刘民叔和杨绍伊两先生……自谓神农、伊尹学派，与黄帝、岐伯学派不同。神农、伊尹是为汤液立法，黄帝、岐伯主要是为针灸立论。"本篇有针灸内容，怎样判定是《汤液》原有？如果仅凭文字特点，却不带学派偏见，其文字功夫确实了得，这当说明，《汤液》虽是以"本草石之寒温"治病，但亦并用针灸，这是在汉前就存在的事实。

其二，按杨氏的三分法，即凡冠首有六经名者为《汤液》原文，而本篇中的"太阳病，脉反躁盛者，是阴阳交，死。复得汗，脉静者，生"一条，仅见于《脉经》，显然是王叔和引《素问·评热病论》而不是《汤液》原文。

值得注意的是，中风、温病、伤寒，杨绍伊先生列为《汤液》原文，其概念、定义清楚，遗憾的是，这里杨绍伊小注却以《内经》释《伤寒》，可谓"胥属岐黄家言"，遂不明经方本意。

"太阳病欲解时，从巳尽未。"因条文冠首有六经名而列为《汤液》原文，自然环境、季节气候等对疾病有一定影响，但经方治病主要根据人体病后出现的症状反应，而不是一成不变地根据时辰推算，因此，这种附会运气推理判定疾病机转，与临床不符，很难说是《汤液》原文。

其三，每卷前皆有"〔商〕伊尹著"，杨绍伊认为《汤液》为伊尹所著，有待商讨，已在卷首说明。

◎阳明病证论第二

阳明中风，口苦、咽干、腹满、微喘、发热、恶寒、脉浮而紧。若下之，则腹满小便难也。

阳明病，能食为中风，不能食为中寒。

阳明病，中寒，不能食而小便不利，手足濈①然汗出，此为欲作固瘕也，必须坚后溏②。所以然者，以胃中冷，水谷不别故也。

阳明病，初为欲食之，小便反不数，大便自调，其人骨节疼，翕翕③如有热状，奄④然发狂，濈然汗出而解，此为水不胜谷气，与汗共并，坚者即愈⑤。 坚，大便坚也。其人骨节疼，翕翕如有热状，此为病在表。濈然汗出解后，大便坚而不溏，则风寒未传入于里，故为病愈。一本作"脉紧即愈"，误。其脉紧反去者，此为欲解。设脉浮
紧为未解，紧为病传，紧为病进，何得为愈

阳明病，久久而坚者。

汗出多，坚。发其汗，亦坚。

阳明病，脉浮而紧，其热必潮，发作有时。但浮者，必盗汗出。

阳明病，当多汗而反无汗，其身如虫行皮中之状，此为久虚故也。

冬阳明病，反无汗，但小便利。二三日呕而咳，手足若厥者，其人头必痛。若不呕不咳，手足不厥者，头不痛。

冬阳明病，但头眩，不恶寒，故能食而咳者，其人必咽痛。若不咳者，咽不痛。

阳明病，无汗，小便不利，心下懊憹⑥必发黄。

阳明病，被火。额上微汗出，而小便不利，必发黄。

阳明病，口燥，但欲漱水不欲咽者，必衄。

脉浮，发热，口干鼻燥，能食者，即衄。

阳明病，其人不能食，攻其热必哕。所以然者，胃中虚冷故也。

阳明病，当心下坚满，不可攻之，攻之遂利不止者，死；止者，愈。

夫病阳多有热^{有热，有发热之证也。一本作"阳多者热"}，下之则坚^{则心下坚满而成结胸}。本虚，攻其热必哕^⑦，无阳阴强而坚，下之必清谷而腹满。

阳明病欲解时，从申尽戌^⑧。

伤寒，发热无汗，呕不能食，而反汗出濈濈然，是为转在阳明。

伤寒三日，阳明脉大。

伤寒，脉浮而缓，手足温，是为系在太阴。太阴当发黄，小便自利者，不能发黄。至七八日而坚，为属阳明。

伤寒，传系阳明者，其人濈然微汗出。^{以上广论四条，论病传}

阳明之为病，胃中寒是也^⑨。

太阳初得病时，发其汗，汗先出复不彻，因转属阳明。^{此与上条，出《平脉辨证》}

问曰：病有太阳阳明，有正阳阳明，有微阳阳明，何谓也？答曰：太阳阳明者，脾约是也。正阳阳明者，胃家实是也。微阳阳明者，发其汗，若利其小便，胃中燥，便难是也。^{此与下"问曰""答曰"诸条，均出《胎胪药录》}

问曰：何缘得阳明病？答曰：太阳病，发其汗，若下之，亡其津液，胃中干燥，因为阳明。不更衣而便难，复为阳明病也。

问曰：阳明病外证云何？答曰：身热，汗出而不恶寒，但反恶热。

问曰：病有得之一日，发热恶寒者，何？答曰：然。虽二日，恶寒自罢，即汗出恶热也。^{虽，每有也。《尔雅·释训》云："每有，虽也。"}

问曰：恶寒何故自罢？答曰：阳明处中，主土，万物所归，无所复传，故始虽恶寒，二日自止，是为阳明病。　以上"问曰""答曰"
五条，论阳明温病⑩

【注释】

① 濈：音 jí，水外流之貌。《文选》汉·张衡《南都赋》："流湍投濈。"李善注："《埤苍》
曰：濈，水行出也。"

② 必须坚后溏：据《千金翼方》卷九、卷十，"须"字为"頭"字之误。

③ 翕翕：如羽毛覆盖在身上的感觉。翕，音 xī，《说文》："翕，起也。"徐锴《说文系
传》："相合起也。"段玉裁注："鸟将起必敛翼。"

④ 奄：急遽。《方言·二》："奄，遽也。"

⑤ 坚者即愈：四字见于唐本。成本、宋本、《金匮玉函经》皆为"脉紧则愈"。康平本
自"汗出而解者，此水不胜谷气，与汗共并，脉紧则愈"，为小字。杨绍伊小字注认为"其
人骨节疼，翕翕如有热状，此为病在表，濈然汗出而解"是对的，但认为解后大便坚，则很
是不妥，因本条前已明大便自调。"此水不胜谷气，与汗共并"，水指水谷不别，谷气，指胃
气增强，胃气一强，则水谷不别与太阳表邪一并得解。谷气与水都聚于体表欲作汗出前，津
液都聚于体表，脉当然浮紧，故濈然汗出则愈。因此，"脉紧则愈"并非奄然发狂之后脉紧，
当在翕翕发热之时脉已然见紧，康平本刊为小字，正说明是注解前面之证，杨绍伊只注意了
"脉紧为病进"，而忽略了此为注释之文，亦当属论广，不知为何未考证出。

⑥ 懊侬：音 ào náo，此处指胃脘嘈杂，似饥非饥之感。参见李心机《伤寒论通释》导
论 25 页（人民卫生出版社）。

⑦ 哕：音 yuě，气逆，干呕。《礼记·内则》："不敢哕噫嚏咳。"

⑧ 从申尽戌：从申时（下午 3:00—5:00）开始至戌时（晚 7:00—9:00）结束。即阳明病
病愈的时间，在申、酉、戌三个时辰。

⑨ 阳明之为病，胃中寒是也："胃中寒是也"仅见唐本及高进本（阳明者，胃中寒是
也）。康平本、成本等皆为"胃家实是也"。

⑩ 阳明温病：经方的阳明病包括温病，《伤寒》第 6 条已明确："太阳病，发热而渴，
不恶寒者，为温病。"即具有阳明里证特征又具有与太阳病相似的外证。杨绍伊把温病看成
独立的病，不但有阳明温病，还有少阳温病、少阴温病、太阳阳明温病、三阳温病（见前
表），显然不同于《伤寒》原旨。

【解读】

本篇杨绍伊先生考证归类：属《汤液》原文者 14 条，属仲景论广者 4 条，
属遗论者 10 条。

本篇值得注意之一：不论《汤液》原文、论广或遗论，理论概念皆用八

纲，都是进一步说明阳明病实质是里实热之证。

本篇值得注意之二：阳明病提纲列为仲景遗论，但却选择唐本，把"胃家实是也"，作"胃中寒是也"；杨绍伊在前《考次汤液经序》中已引用"胃家实是也"，但这里独取"胃中寒是也"，不知为何？再看对第192条的考证，把"脉紧则愈"作"坚者即愈"，也是选自唐本，是否说明：杨绍伊先生考证时参考唐本为主？不过又据太阳病篇有"太阳病，脉反躁盛者，是阴阳交，死。复得汗，脉静者，生"一条，当亦参考了《金匮玉函经》《脉经》！

本篇值得注意之三：本篇有许多条冠首是阳明病，而实质在讲太阳病、太阴病或少阳病等，如本篇第7条（第201条）"阳明病，脉浮而紧其热必潮，发作有时，但浮者，必盗汗出"，是说太阳伤寒则转阳明而仍以太阳病为主；又如本篇第3条（第192条）"阳明病，初为欲食之，小便反不数，大便自调，其人骨节疼，翕翕如有热状，奄然发狂，濈然汗出而解，此为水不胜谷气，与汗共并"，更是主讲太阳病；又如本篇第15条（第194条）"阳明病，其人不能食，攻其热必哕。所以然者，胃中虚冷故也"，是主讲太阴病。可知本篇名为阳明病证论，并不是都讲阳明病。古人在读《汤液》时，当要分辨阳明病时遇到困惑，难于辨别哪条是讲阳明病，到张仲景时便总结出了"胃家实是也"作为判断阳明病的提纲，使得判断阳明病有了一个概略标准。

◎少阳病证论第三

少阳中风，两耳无所闻，目赤，胸中满而烦，不可吐下，吐下则悸而惊。

三阳合病，脉浮大，上关上，但欲寐，目合则汗。

少阳病欲解时，从寅尽辰[①]。

伤寒，脉弦细，头痛而反发热，此属少阳。少阳不可发其汗，发汗则谵语，为属胃，胃和即愈，胃不和，烦而悸。

伤寒六七日，无大热，其人躁烦，此为阳去入阴故也。

伤寒三日，三阳为尽，三阴当受其邪。其人反能食而不呕，此为三阴不受其邪。

伤寒三日，少阳脉小，为欲已。

少阳之为病，口苦，咽干，目眩也。

【注释】

① 从寅尽辰：从寅时（凌晨3:00—5:00）开始至辰时（上午7:00—9:00）结束。即少阳病病解的时间，在寅、卯、辰三个时辰。

【解读】

本篇仅8条条文，比赵开美本少2条。属《汤液》者3条，仲景论广者4条，属遗论者仅1条。

本篇值得注意之一：不论《汤液》原文、论广或遗论，皆是八纲概念，无脏腑经络等概念。

本篇值得注意之二：少阳病提纲，杨绍伊先生列为仲景遗论。

本篇值得注意之三：提出少阳不可发汗、不可吐下，即暗示了治疗唯用和法，亦暗示了少阳不属表，亦不属里，而属半表半里。

本篇条文如此少，更说明《汤液》以六经分篇，并不是以"六经属病"，即是说每一篇并非专讲一经病。再次说明一个道理：张仲景读《汤液》时，只读少阳篇感到很难认识少阳病，实践中认识到口苦、咽干、目眩是判断少阳病的主要依据，于是提出少阳病提纲，这样即使少阳病证在其他篇章，依此提纲也能辨别出。更体验到有不少方证既不属于表证，也不属于里证，而属半表半里证（作为论广、遗论写入《伤寒》中），这样明确了少阳病的实质，使六经辨证论治理论体系趋于完善。

值得探讨者，杨绍伊先生认为《伤寒》六经分篇，各篇为专门或集中论述各经病的，少阳篇为何仅8条？是因"《汤液经》虽分六经属病，实止一表二里三门，即惟立方治于太阳、阳明、少阴三经中是也。缘少阳、太阴、厥阴三经无专病，少阳之表里病，皆为与太阳、阳明并病，其方治已悉见太阳、阳明二经。故少阳本经中，除惟出中风方治一条以示例外，别无方治之条"。他看到的还停留于《汤液》病位只有表、里的理论概念，未认识到病位还有半表半里，认为小柴胡汤等也是解表、发汗剂，故第266条也未列于此篇中。

103

但值得注意的是，恰是杨绍伊先生的考证，认为第148条属仲景遗论，有力地证明了《伤寒》与《汤液》相比，最重要的变化是增入了半表半里的理念。

◎太阴病证论第四

太阴中风，四肢烦疼，阳微阴涩而长，为欲愈。"涩"字当是"濡"字之讹[①]

太阴病欲解时，从亥尽丑[②]。

伤寒一日，太阳脉弱，至四日，太阴脉大。

伤寒，脉浮而缓，手足温，是为系在太阴。太阴当发黄，小便自利者，不能发黄。至七八日，虽烦，暴利十余行，必自止。所以自止者，脾家实，腐秽当去故也。

太阴之为病，腹满而吐，食不下，下之益甚，复时自痛，胸下结坚。[③]

【注释】

①"涩"字当是"濡"字之讹：此小注不妥，"浮而柔细方为濡"，此涩见于沉取之阴脉。原文是说：此太阴病有四肢烦疼，说明是由中风传变而来，所以称太阴中风。太阴病为阳证，若传里多入阳明经，但亦有少数传入太阴者，四肢烦疼，为太阳中风证未愈之征。脉阳微，即浮脉见微，主外邪已衰。脉阴涩，是沉取涩，主里虚，虽阴涩为转属太阴而有虚象，但脉不短而长，说明胃气有所恢复，津液尚存，表邪既微而里气欲复，故为欲愈。按濡脉讲，则难与证符。

②从亥尽丑：从亥尽丑：从亥时（晚9:00—11:00）开始至丑时（凌晨1:00—3:00）结束。即太阴病病解的时间，在亥、子、丑三个时辰。

③本条见于《脉经·病不可下证第六》篇。

【解读】

本篇仅5条，属《汤液》者2条，论广者2条，遗论者1条。其他版本本篇多是8条，显然属方治者杨绍伊不列于此。

遗论恰是太阴病提纲，是本篇关注的焦点。

从条文看，太阴病证篇是条文最少的一篇，属《汤液》原文者仅2条。杨绍伊先生称《汤液》"为六经属病"，仅从其2条，谁能得知太阴病是个什么样的病？即便加上仲景论广的 2 条，也看不清太阴病是什么样的病，张仲景再天才聪明，亦难从 2 条读懂太阴病。不过张仲景确有过人之处，但不是仅靠聪明天才，而是善于学习，勤求古训，前后贯通总结经验，以八纲理论分析各篇、各条文，并结合临床，总结出各经病的辨证要点，这就是六经提纲，本篇属遗论仅一条，就是这一条，使辨太阴病有了标准。

◎少阴病证论第五

少阴病，欲吐而不烦，但欲寐，五六日自利而渴者，属少阴，虚故引水自救。小便白者，少阴病形悉具。其人小便白者，下焦虚寒不能制溲，故白也。夫病，其脉阴阳俱紧，而反汗出，为亡阳，属少阴，法当咽痛而复吐利。

少阴病，脉紧者，至七八日下利。其脉暴微，手足反温，其脉紧反去，此为欲解。虽烦下利，必自愈。

少阴病，下利，若利止，恶寒而蜷，手足温者，可治。

少阴病，恶寒而蜷，时时自烦，欲去其衣被者，可治。

少阴病，恶寒，蜷而利，手足逆者，不治。

少阴病，下利止而眩，时时自冒者死。

少阴病，六七日，其人息高者，死。

少阴病，其人吐利，躁逆者，死。

少阴病，脉微细沉，但欲卧，汗出不烦，自欲吐。五六日，自利，复烦躁不得卧寐者，死。

少阴病，四逆，恶寒而蜷，其脉不至，其人不烦而躁者，死。

少阴病，下利不止，厥逆无脉，干呕，烦，服汤药，其脉暴出者，死；微细者，生。

　　下利，手足厥，无脉，灸之不温，若脉不还，反微喘者，死。

　　少阴负趺阳者，为顺也。

105

下利后，脉绝，手足厥冷，晬^①时脉还，手足温者，生；脉不还者，死。

凡厥者，阴阳气不相顺接便为厥。厥者，手足逆者是。

少阴病，其人吐利，手足不逆，反发热，不死。脉不足者，灸其少阴七壮。

下利，脉沉弦者，下重。其脉大者，为未止。脉微弱数者，为欲自止，虽发热不死。

下利，有微热，其人渴。脉弱者，今自愈。今，即也。

下利，脉数，若微发热，汗自出者，自愈。设脉复紧，为未解。

伤寒，先厥后发热而利者，必自止。见厥复利。

伤寒，先厥后发热，下利必自止，而反汗出，咽中强痛，其喉为痹。发热无汗而利必自止。若不止，必便脓血，便脓血者，其喉不痹。

伤寒，发热四日，厥反三日，复热四日，厥少热多，其病当愈。四日至七日热不除，必便脓血。喉痹为少阴病，便脓血亦为少阴病^②。叔和以此诸条，次于《厥阴篇》，误

伤寒，病厥五日，热亦五日，设六日当复厥，不厥者，自愈。厥不过五日，以热五日，故知自愈。

伤寒，厥四日，热反三日，复厥五日，其病为进。寒多热少，阳气退，故为进。

伤寒，始发热六日，厥反九日而下利。厥利当不能食，今反能食，恐为除中。食之黍饼而发热者而发热者，"而"字原误"不"^③，今改正。因古字"而""不"二字形近，故易致误也，知胃气尚在，必愈。恐暴热来出而复去也。后三日脉之，其热续在，期之旦日夜半愈。所以然者，本发热六日，厥反九日，复发热三日，并前六日，亦为九日，与厥相应，故期之旦日夜半愈。后三日脉之而脉数，其热不罢，此为热气有余，必发痈脓。

伤寒脉迟六七日，而反与黄芩汤彻其热。脉迟为寒，与黄芩汤复

除其热，腹中冷，当不能食，今反能食，此为除中，必死。

伤寒④，发热而厥，七日下利者，为难治。

伤寒，厥逆六七日，不利，便发热而利者，生。其人汗出，利不止者，死，但有阴无阳故也。⑤

伤寒，发热，下利至厥不止，死。

伤寒，脉促，手足厥逆，可灸之。为可灸少阴、厥阴，主四逆。

诸下利皆可灸足大都五壮^{一云}七壮，商丘、阴陵泉皆三壮。

伤寒六七日，其脉微，手足厥，烦躁，灸其厥阴。厥不还者，死。

伤寒，下利，厥逆，躁不能卧者，死。

伤寒，下利日十余行，其人脉反实者，死。

少阴病，八九日，而一身手足尽热，热在膀胱，必便血。

伤寒，热少厥微，指头寒，默默不欲食，烦躁，数日小便利，色白者，热除也。欲得食，其病为愈。若厥而呕，胸胁烦满，其后必便血。

少阴病，咳而下利，谵语者，此被火气劫故也。小便必难，以强责少阴汗也。

夫实则谵语，虚则郑声。郑声者，重语是也。直视，谵语，喘满，死。若下利者，亦死。

少阴病，但厥无汗，而强发之，必动其血，未知从何道出，或从口鼻，或从目出者，是为下厥上竭，为难治。

少阴中风，其脉阳微阴浮，为欲愈。

少阴病欲解时，从子尽寅⑥。

少阴之为病，脉微细，但欲寐⑦。

【注释】

①晬：音 zuì，周时，整天。《灵枢·上膈》："下膈者，食晬时乃出。"

②喉痹为少阴病，便脓血亦为少阴病：杨绍伊因受脏腑辨证影响，又只看题首来认六

经，如第 310～313 条认为猪肤汤、甘草汤、桔梗汤、半夏散及汤等方证皆属少阴病；又便脓血多属里热阳明，更不属少阴。杨氏这样小注，是未明六经实质之故。

③ 而发热者，"而"字原误"不"：杨氏这里改注是不妥的，因全条文的意思是：为了判定是否将发除中，故以食素饼来试探，不发热者，为胃气健，因称必愈；如暴发热，则发除中，这种热很快因除中而消去。

④ 伤寒：赵本无伤寒二字。

⑤ 赵本第 346 条："伤寒六七日不利，便发热而利，其人汗出不止者，死，有阴无阳故也。"

⑥ 从子尽寅：从子时（半夜 11:00—次日 1:00）开始至寅时（凌晨 3:00—5:00）结束。即少阴病病解的时间，在子、丑、寅三个时辰。

⑦《脉经·病可火证第十七》为：少阴病，脉微细沉，但欲卧。

【解读】

本篇属《汤液》者 17 条，皆题首有少阴，属论广者 15 条，皆题首有伤寒；属遗论者 9 条，皆无题首少阴及伤寒，但最后一条有少阴题首。杨绍伊先生在前序中论述到少阴病篇 45（44）条都冠首少阴病，按其三分法皆当属《汤液》原文，但本篇仅为 17 条，这是因为凡属方治者皆未列入。

更值得关注的是"少阴之为病，脉微细，但欲寐"，虽冠首少阴，但却列为遗论。

值得探讨者，本篇属论广者多为病危重、厥逆之条，杨绍伊先生认为王叔和放入厥阴不妥而放入本篇；其属遗论诸多是下利，按六经提纲量之，证本属太阴，因杨绍伊先生受后世影响，认为少阴多危重、厥逆、下利、死证，因而亦列于本篇。

◎厥阴病证论第六

厥阴中风，其脉微浮，为欲愈；不浮，为未愈。

厥阴病欲解时，从丑尽卯①。

伤寒，腹满而谵语，寸口脉浮而紧者，此为肝乘脾，名曰纵，当刺期门。

伤寒，发热，啬啬恶寒，其人大渴欲饮酢②浆者，其腹必满，而自汗出，小便利，其病欲解，此为肝乘肺，名曰横，当刺期门。

师曰：厥阴之为病，消渴，其气上撞，心中疼热，饥而不欲食。

甚者，则欲吐。下之，不肯止。

【注释】

① 从丑尽卯：从丑时（半夜 1:00—3:00）开始至卯时（早晨 5:00—7:00）结束。即厥阴病病解的时间，在丑、寅、卯三个时辰。

② 酢：音 cù，醋之本字。《说文》："酢，醶也。"段玉裁注曰："酢……今俗皆用醋。以此为酬酢字。"

【解读】

本篇的结构很似《金匮玉函经》，仅去掉"厥阴病，渴欲饮水者，少少与之即愈" 1 条，而加入了有伤寒题首的 2 条。由这里可看出：杨绍伊先生认为是仲景论广的 2 条，都与肝有关，可知其认为厥阴属肝，把经方的六经与《内经》的六经等同，附会五行学说，更为岐黄家言。

本篇关注焦点：按照杨绍伊的"三分法"，条文冠首有六经名者即定为《汤液》原文，唯独六经提纲例外，而列属仲景遗论，唯一的依据，即是"师曰"二字。这二字仅见于《脉经》第八卷"消渴篇"，具体地说实指《脉经·平消渴小便利淋脉证第七》篇（相同的一条即厥阴病提纲还见于《脉经·病不可下证第六》篇，而该条前无"师曰"二字）。杨绍伊考证依据这唯一例外给了我们重大启示：

第一，"师曰"二字仅见于《脉经》，是说六经提纲出现于东汉后的晋代，是王叔和三撰仲景书所为，王叔和"于仲景书致力颇勤。其生平于仲景《伤寒论》曾撰次三次，遗论、余论，亦撰次两次"，其对经方医学贡献功不可没。

第二，杨绍伊先生认为遗论为仲景弟子整理，弟子是谁？王叔和属否？这些问题有待商讨。

本卷最值得关注的是：六经提纲！

杨绍伊先生为我们提供了珍贵的考证资料：

第一，六经名称是何时出现于《汤液》，其实质是什么？至今仍在争议中，读本卷可获启示，张仲景论广《汤液》时还未出现提纲，是其弟子补入论广

《汤液》中。

第二，六经名和六经提纲都是八纲概念，与《内经》的六经不是一个概念，章太炎、恽铁樵等多有论述，不是经络、脏腑之属，如果再结合仲景有关半表半里论广、遗论（第97条、148条等）分析，就很容易看清六经实质了，这就是：太阳病，实是表阳证；阳明病，实是里阳证；少阳病，实是半表半里阳证；太阴病，实是里阴证；少阴病，实是表阴证；厥阴病，实是半表半里阴证。故此，经方大师胡希恕先生指出："六经来自八纲，六经辨证实即八纲辨证，六经名称本来可废，不过为便于读者对照研究因并存之。"

本卷值得商讨者：每经都有"欲解时"一条，因题首有六经名，杨绍伊先生列为《汤液》原文，但根经方理论体系特点，不用运气学说，此附会运气条文，很难说是《汤液》原有。

汤液经卷一终

汤液经卷二

〔商〕伊尹著　〔汉〕张机广论《胎胪药录》《平脉辨证》又广

成都杨师尹绍伊　考次

华阳刘复民叔　补修

◎病不可发汗证第七 温病不可发汗，伤寒不可下

○不可发汗上篇上 此篇论太阳、阳明两经合病之风温表证：桅豉症，不可发汗

阳明病，其脉浮紧，咽干口苦，腹满而喘，发热汗出而不恶寒，反偏恶热，其身体重，发其汗即燥，心愦愦①，而反谵语；加温针必怵惕②又烦躁不得眠；下之即胃中空虚，客气动膈，心中懊憹，舌上

胎^③者，属栀子汤证。后人银翘散，即出此方，然不如径用经方之为允当。毋妄信其避用苦寒、拣用甘寒之呓语^④也。因服苦寒药而不愈者，为热在血分，宜用生地、丹皮等。栀子、知母、黄连、黄柏为气分之药，故不能愈也。又热在于表者，当兼用豆豉与石膏。若单用栀子、知母等，亦不能愈，因表里不同道故也，亦非苦寒之过也。学者慎勿为瞽^⑤者所蒙

栀子汤方 方药下性味，为今所注，悉本自《神农本草》。其《神农本草》所无者，别据《别录》补之

栀子^{十四枚，擘，苦寒} **香豉**^{四合，绵裹，苦寒}

右（右：原书竖排版，右起行。此处理解为"上边"讲即可。后文同）二味，以水四升，先煮栀子，取二升半，内豉煮，取一升半，去滓。分再服。温进一服，得吐者，止后服。^{栀子汤中}无吐药，服之而吐者，为胃中有寒。此非其治也，故云"止后服"，言当改以温药服之也。后之解者，见此得吐之语，略弗深省，竟谓栀子汤为吐剂。夫栀子汤果为吐剂者，《可吐篇》中必列之，而宋本《伤寒论》与《脉经》及《千金翼方》本之可吐、宜吐篇中，均未列有栀子汤论之文，足证其非为吐剂也明甚矣

凡用栀子汤，病人旧微溏者，不可与服之。^{微溏为阳明里寒^⑥，此与"得吐者止后服"之戒同}

伤寒，头痛，翕翕发热，形象中风，常微汗出，又自呕者，下之益烦，心懊恼如饥；发汗则致痉，身强难以屈伸；熏之则发黄，不得小便；灸则发咳唾。

伤寒，发热，但头痛，微汗出，发其汗则不识人；熏之则喘，不得小便，心腹满；下之则短气而腹满，小便难，头痛背强；加温针则必衄。

【注释】

① 愦愦：昏乱，昏蒙。愦：音 kuì，昏乱。《说文》："愦，乱也。"

② 怵惕：音 chù tì，恐惧不安。《说文》："怵，恐也。"《说文》："惕，敬也。"

③ 胎：即"苔"之本字。

④ 呓语：梦话。呓：音 yì。

⑤ 瞽：音 gǔ，盲人。

⑥ 微溏为阳明里寒：当是太阴里寒。以八纲释六经，阳明为里实热阳证，太阴为里虚寒阴证，杨绍伊未明六经实质，因谓阳明还有里寒。

【解读】

本篇主论病不可发汗，在篇名后小字注"温病不可发汗，伤寒不可下"，符合经方原旨。本篇又分上、下各二篇，本上篇上属《汤液》1条，论广2条，遗论1条。属《汤液》1条为赵本阳明病篇第221条。

本篇应关注的是属《汤液》1条，对本条的理解很重要，本条是两层意思，第一层意思是："阳明病，其脉浮紧，咽干口苦，腹满而喘，发热汗出而不恶寒，反偏恶热，其身体重"，脉浮而紧，为太阳伤寒脉；咽干（燥）口苦，为少阳证；腹满而喘，不恶寒反恶热，为阳明证；身重为太阳阳明共有证，可见此为三阳并病。为太阳、少阳证欲罢，阳明外证已备，但未成胃家实腑实证，已明示应以白虎汤治疗，不可使用发汗、温针、攻下等治疗。第二层意思是："发其汗即燥，心愦愦，而反谵语；加温针必怵惕又烦躁不得眠；下之即胃中空虚，客气动膈，心中懊恼，舌上胎者，属栀子汤证。"即是说汗、温针、下皆是错误的，条文后段重点说的是，误下造成了栀子豉汤证。

本条的小注：此篇论太阳、阳明两经合病之风温表证，应是三阳并病（参见下篇之白虎汤条）。

风温是表里俱热，其表热类似太阳表热，仲景唯恐后人弄混，特于第6条说明："太阳病，发热而渴，不恶寒者，为温病。若发汗已，身灼热者，名风温，风温为病，脉阴阳俱浮，自汗出、身重、多眠睡、鼻息必鼾、语言难出；若被下者，小便不利、直视失溲；若被火者，微发黄色，剧则如惊痫，时瘛疭；若火熏之，一逆尚引日，再逆促命期。"是说风温是表里皆热，但里热不实不能用下法；表热因自汗出津伤不能用火攻、火熏等发汗，即已标明风温不属表证，而属阳明病，杨氏仍理解为表证不妥。又《伤寒》的表证，一是太阳，一是少阴，表证必用汗解，是《伤寒》定法，本篇既名不可汗，可见称风温表证已明显自相矛盾。

本篇名为不可发汗，但内容有不可下，是因《汤液》原文治用栀子豉汤，因此把有关论广栀子豉汤方证的条文集在一起，是杨绍伊自列篇名和内容。

○**不可发汗上篇下** _{此篇论太阳、少阳及三阳合病之}_{风温表证}[①]。白虎症，不可发汗

三阳合病，腹满身重，难以转侧，口不仁言语，面垢，向经[②] 谵语，遗溺，发汗则谵语；下之则额上生汗，手足厥冷，自汗。属白虎汤证。

白虎汤方 知母_{六两，苦寒} 石膏_{一斤，碎，辛微寒} 甘草_{二两，炙，甘平} 粳米_{六合，甘平}

右四味，以水一斗煮，米熟汤成，去滓。温服一升，日三服。

伤寒，脉滑而厥者_{厥者，脉初来大，渐渐小，更来渐渐大，是其候也}，其表有热，白虎汤主之。

《脉经》无此条，此据《千金翼方》本文。《伤寒论》本，则"其表有热"句，作"里有热也"四字。案：里有热者必燥渴，此论未言渴，其非为里有热也可知。又据《伤寒论》中，凡属白虎汤证而渴者，其方例加人参三两，此方不言白虎加人参汤，足证其未言渴，亦非略文。是此条之文，当以《千金翼方》本所载者为是，《伤寒论》本所载者为非也

伤寒，脉浮滑，此以表有热，白虎汤主之。 _{此文，"此以表有热"句下，旧有"里有寒"三字，为传抄者之}

误。林亿等已辨之，再以上条之文证之，更明。今删去之，免迷读者

【注释】

①此篇论太阳、少阳及三阳合病之风温表证：白虎汤证为三阳合病无疑，但又称风温表证不妥，前已有述。

②向经：林亿等于《千金翼方》本条出注云："按诸本皆云'向经'，不敢刊改。"《千金翼方》本条无"面垢"二字。《脉经》《金匮玉函经》本条均无"向经"。赵开美覆刻本宋本《伤寒论》面垢下注云："又作枯，一云向经。"向经，宋人已惑难解，今未详其意。

【解读】

本篇的白虎汤方证，为阳明病未形成腑实证时的主治方，杨绍伊先生列为不可发汗篇，强调了白虎汤方证为《汤液》原文，而冠首"伤寒"的两条为仲景论广。这里应说明的是，上篇的栀子豉汤方证（第221条）的前半段与本篇白虎汤方证（第219条）都是三阳合并证。

○**不可发汗中篇上** _{此篇论少阴温病里证、承气证，不可发汗}

少阴病，脉细沉数，病为在里，不可发其汗。

少阴病，六七日，腹满，不大便者，急下之，属大承气汤证。

大承气汤方　　大黄^{四两，苦寒}　厚朴^{八两，苦温，炙}　枳实^{五枚，炙，苦寒}　芒硝^{三合，苦寒}

右四味，以水一斗，先煮二味，取五升，内大黄，更煮，取二升，去滓，内芒硝，更煎一沸。分，再服，得下者，止。

伤寒四五日，其脉沉，烦而喘满。沉脉者^①，病为在里，反发其汗，津液越出，大便为难，表虚里实，久则谵语。

少阴病，得之二三日，口燥咽干者，急下之，属大承气汤。

咽干燥者，不可发其汗。

伤寒，一二日至四五日^②，厥者必发热。前厥者后必热，厥深者热亦深，厥微者热亦微。厥应下之，而反发其汗，必口伤烂赤。

【注释】

① 沉脉者：据上下文例，当作：脉沉者。

② 日：原作"目"字，"目"为"日"字之误。据上下文例径改。

【解读】

本篇杨绍伊先生认为属《汤液》者 3 条；属论广者 2 条；属遗论者 1 条。应当说明的是，这 6 条都属阳明里实热证，治当不能发汗。《伤寒》有关温病概念已于第 6 条讲明，少阴温病不属《伤寒》理念，称"此篇论少阴温病里证"显然不妥。

○不可发汗中篇下^{此篇论少阴温病里证、黄连黄芩芍药证。当清内热，利小便，不可发汗}

少阴病，得之二三日以上，心中烦不得卧者，黄连阿胶汤主之。

黄连阿胶汤方　　黄连^{四两，苦寒}　黄芩^{一两，苦平}　芍药^{二两，苦平}　鸡子黄^{二枚，甘微温}　阿胶^{三挺，甘平}

右五味，以水六升，先煮三味，取二升，去滓，内胶烊尽，内鸡子黄搅，令相得。温服七合，日三服。

【解读】

本篇仅 1 条，杨绍伊先生据条文题首有少阴病三字，列为《汤液》原文未尝不可，但仅据题首判定为少阴温病，与《伤寒》第6条含意显然相乖，不属经方、《汤液》理念。

本条应对照第302条："少阴病，得之二三日，麻黄附子甘草汤微汗，以二三日无里证，故微发汗也。"是说少阴病二三日的时候，病在表，治疗用麻黄附子甘草汤微发汗，正说明少阴病属表阴证，不是什么温病。须注意的是时间是"二三日"，病的时间短，还未传里，本条（第303条）标明"得之二三日以上"，出现了"心中烦不得卧"，是说里有热，这条意思是说：本是少阴表证，过了二三天以后，病传里，变为阳明里热证，由于少阴病本津液虚，传里后热伤津津更津虚以致血虚，因致血虚热扰不得眠，故治疗用黄连阿胶鸡子黄清里热养津血而安眠。

○不可发汗下篇上

亡血家，不可攻其表，汗出则寒栗①而振。

衄家，不可攻其表，汗出必额陷脉②上促急而紧，直视而不能眴③，不得眠。

疮家，虽有身疼，不可攻其表，汗出则痉，冬时发其汗，必吐利，口中烂，生疮。

淋家，不可发汗，发其汗，必便血。

厥不可发汗，发汗则声乱咽嘶，舌痿，谷不得前。诸逆发汗，微者难愈，剧者言乱，睛眩者死，命将难全。

咽中闭塞，不可发汗，发汗则吐血，气微欲绝，手足逆冷，欲得蜷卧，不能自温。

咳而小便利，若失小便，不可攻其表，汗出则厥，逆冷。

【注释】

① 栗：音lì，寒冷貌。后文同。

② 额陷脉：本条因文字不一，故有不同解释，此条杨氏引自《脉经》及《玉函》，而赵本为："衄家，不可发汗，汗出必额上陷、脉急紧、直视不能眴、不得眠。"原意是说：经常衄血出血之人，津液本虚，有表证亦不可发汗攻表，若发汗而致津伤则出现额部凹陷……现

115

行赵本较为合理。

③ 眴：音 shùn，眼睛转动。《楚辞·九章·怀沙》："眴兮杳杳，孔静幽默。"

【解读】

本篇7条，因既无六经题首，又无伤寒冠首，故皆列为遗论。是在说明：后世进一步认识到不可发汗，除了病不在表外，还有更详细的病情。

○不可发汗下篇下 <small>此一篇，共八条。《千金翼方》本悉无之</small>

动气在右，不可发汗，发汗则衄而渴，心苦烦，饮即吐水。

动气在左，不可发汗，发汗则头眩，汗不止，筋惕肉眴[①]。

动气在上，不可发汗，发汗则气上冲，正在心端。

动气在下，不可发汗，发汗则无汗，心中大烦，骨节苦痛，目运恶寒，食即反吐，谷不得前。一云：谷不消化。

脉濡而弱，弱反在关，濡反在颠[②]，微反在上，涩反在下。微则阳气不足，涩则无血。阳气反微，中风汗出而反躁烦。涩则无血，厥而且寒。阳微发汗，躁不得眠。

脉濡而弱，弱反在关，濡反在颠，弦反在上，微反在下。弦为阳运，微为阴寒。上实下虚，意欲得温。微弦为虚，不可发汗。发汗则寒栗，不能自还。咳者则剧，数吐涎沫，咽中必干，小便不利，心中饥烦。晬时而发，其形似疟，有寒无热，虚而寒栗，咳而发汗，蜷而苦满，腹中复坚。

脉濡而紧，濡则阳气微，紧则荣中寒。阳微卫中风，发热而恶寒。荣紧胃气冷，微呕心内烦。医以为大热，解肌而发汗。亡阳虚烦躁，心下苦痞坚。表里俱虚竭，卒起而头眩。客热在皮肤，怅怏[③]不得眠。不知胃气冷，坚寒在关元。技巧无所施，汲水灌其身。客热应时罢，栗栗[④]而振寒。重被而覆之，汗出而冒颠。体惕而又振，小便为微难。寒气因水发，清谷不容间。

呕胃反肠出，颠倒不得安。手足为微逆，身冷而内烦。迟欲从后救，安可复追还。

诸脉数动微弱，并可发汗⑤。发汗则大便难，腹中干。^{一云：小便难，胞中干}胃燥而烦，其形相像，根本异源。

【注释】

①筋惕肉瞤：肌腱拘紧，肌肉掣动。筋：肌腱。《说文》："筋，肉之力也。""力，筋也，象人筋之形。"惕：警惕，《周易·乾·九三》："君子终日乾乾，夕惕若厉，无咎。"又疾速，《国语·吴语》："一日惕，一日留，以安步王志。"韦昭注："惕，疾也；留，徐也。"此处引申为紧张。瞤：音 rún，又读 shùn，眼皮跳，《说文》："瞤，目动也。"引申为肌肉掣动。

②颠：头顶。柳宗元《乞巧文》："喉喘颠汗。"

③怅怏：失意，懊恼，郁郁不乐貌。怅：音 chàng，失意，懊恼，《礼记·问丧》："心怅焉怆焉。"怏，音 yàng，因不满或不服气而显出不高兴的样子。《战国策·赵策三》："辛垣衍怏然不悦。"

④栗栗：周身寒冷貌。王禹偁《和冯中允》诗："人日雪花寒栗栗。"

⑤并可发汗：据上下文义，当作"不可发汗"。

【解读】

本篇8条皆列为仲景遗论，当然是根据条文冠首。其中倒数第2条即"脉濡而紧……安可复追还"大段文字，杨绍伊引自《玉函·辨不可下病形证治第十七》，从文字风格和内容看不像仲景遗论，待考。但这些条文都是说：病不在表、津液不足者不可发汗。

◎病可发汗证第八^{此篇论中风表证，可发其汗}

○可发汗上篇

太阳病三四日，不吐下，见芤，乃汗之。此条据《千金翼》本补。

大法，春夏宜发汗。

凡发汗，欲令手足皆周至漐漐①，一时间益佳，但不欲如水流离。若病不解，当重发汗。汗多则亡阳，阳虚不得重发汗也。

凡服汤药发汗，中病便止，不必尽剂也。

凡云可发汗而无汤者，丸散亦可用，要以汗出为解。然不如汤随证良。

太阳中风，阳浮而阴濡弱。浮者，热自发；濡弱者，汗自出。啬啬恶寒，淅淅恶风，翕翕发热，鼻鸣干呕，属桂枝汤证。

桂枝汤方　桂枝_{辛温}　芍药_{苦平}　生姜_{辛温，各二两，切}　甘草_{二两，炙，甘平}　大枣_{十二枚，擘，甘平}

右五味，哎咀②三味，以水七升，微火煮取三升，去滓。温服一升，须臾③饮热粥一升余，以助药力。温覆，令汗出一时许，益善。若不汗，再服如前。复不汗，后服小促其间④，令半日许三服。病重者，一日一夜乃差⑤。当晬时⑥观之，服一剂，汤病证犹在，当作服之。至有不汗出，当服三剂乃解。

桂枝汤本为解肌，其人脉浮紧，发热无汗，不可与也。常识⑦此，勿令误也。

酒客，不可与桂枝汤，得之则呕，酒客不喜甘故也。

喘家，作桂枝汤⑧，加厚朴杏子佳。_{即于桂枝汤方内，加厚朴二两，杏仁五十个、去皮尖。余依前法}

服桂枝汤吐者，其后必吐脓血。

太阳病，外证未解，其脉浮弱，当以汗解，宜桂枝汤。

太阳病，发热汗出，此为荣弱卫强，故使汗出，欲救邪风，属桂枝汤证。_{"救"字当是"攻"字之讹}

病常自汗出，此为荣气和。荣气和而外不解，此卫不和也。荣行脉中，为阴主内；卫行脉外，为阳主外。复发其汗，卫和则愈，属桂枝汤证。

病人脏无他病，时发病，自汗出而不愈。此卫气不和也。先其时发汗则愈，属桂枝汤证。

太阳病，头痛，发热，汗出，恶风，若恶寒，属桂枝汤证。

太阳病，脉浮而数者，可发其汗，属桂枝汤证^{一作麻黄汤}。

脉浮者，病在表，可发其汗，属桂枝汤证^{一作麻黄汤}。

阳明病，脉迟，汗出多，微恶寒，表为未解，可发其汗，属桂枝汤证。

太阴病^{四肢烦疼之病}，脉浮者，可发其汗，属桂枝汤证。

厥阴病，渴欲饮水者，与饮之即愈，手足厥寒，脉为之细绝，当归四逆汤主之。若其人有寒，当归四逆加吴茱萸生姜汤主之。

当归四逆汤方　当归^{三两，甘温}　桂心^{三两，辛温}　细辛^{三两，辛温}　芍药^{三两，苦平}　甘草^{二两，炙，甘平}　通草^{二两，辛平}　大枣^{二十五枚，擘，甘平}

右七味，以水八升，煮取三升，去滓。温服一升，日三服。

当归四逆加吴茱萸生姜汤方　于前方中加吴茱萸二两，生姜八两，切。以水四升，清酒四升，和，煮取三升，去滓。分温四服。^{一作酒、水合六升}

【注释】

①漐漐：微汗潮湿之状。漐，音 zhí，《集韵·缉韵》："漐，汗出貌。"

②㕮咀：本指以斧头或其他重物，在案板或其他垫物上，将物品切碎、捣碎。梁陶弘景《名医别录》云："凡汤酒膏药旧方皆云㕮咀，谓秤毕捣之如大豆，又使吹去细末是也。"此解甚合古意，后世解为咀嚼，皆望文生义，不足训。参见钱超尘《伤寒论文献通考》（学苑出版社）463 页。

③须臾：很短的时间。

④小促其间：稍微缩短服药的间隔时间。间，音 jiàn，缝隙，《说文》："间，陳（隙）也。"此处引申为间隔时间。

⑤差：同瘥，音 chài，病愈。《方言·三》："差，愈也。南楚病愈者谓之差。"

⑥晬时：周时，整天。《灵枢·上膈》："下膈者，食晬时乃出。"晬：音 zuì，满一周期。《灵枢·寿天刚柔》："每渍必晬其日，乃出干。"

⑦识：音 zhì，记住。《论语·述而》："默而识之，学而不厌，诲人不倦。何有于我哉？"

⑧作桂枝汤：熬制桂枝汤（给患者用）。作：制做，这里当"熬制"讲。《考工纪·总目》："作车以行陆，作舟以行水。"此条有断句为："喘家作，桂枝汤加厚朴杏子佳。"误。下

119

文"柴胡桂枝汤"方后注云："作如桂枝法。""作"亦当熬制讲。词义非弧例，此一也。喘分寒热虚实，患者体质亦有强弱阴阳之别，若凡喘家发作，均予桂枝汤加厚朴、杏子统治，恐非；古人原意，喘家有桂枝汤证，熬制桂枝汤时，加入厚朴、杏子为佳（参见李心机《伤寒论通释》，人民卫生出版社2003年出版），此二也。上文言"酒客"，此条言"喘家"，前后句式一致，此三也。故"作桂枝汤"四字当连续。

【解读】

本篇名为可发汗，其条文内容涉及桂枝汤方证及桂枝汤加减方证和注意事项，实际有的条文是属不可汗，不过列于此便于论述未尝不可。

本篇主要在说：病在表可发汗。

值得商讨者："大法，春夏宜发汗。"见于《脉经》，是否为王叔和加入？不是经方理论体系概念，列为仲景遗论欠妥。

又太阴病后小注"四肢烦疼之病"不妥，本条是说太阴病合并太阳病可发汗用桂枝汤治疗。太阴病是具有太阴病提纲特点的证，四肢烦病是太阳病，故小注应以"合并四肢烦疼时"为妥。

○可发汗中篇

太阳病，头痛发热，身体疼，腰痛，骨节疼痛，恶风，无汗而喘，属麻黄汤证。

麻黄汤方 麻黄 去节，三两，苦温 桂枝 二两，辛温 甘草 一两，炙，甘平 杏仁 七十枚，去皮尖，两仁者，甘温

右四味，以水九升，煮麻黄，减二升，去上沫，内诸药，煮取二升半，去滓。温服八合，覆取微似汗，不须啜粥。余如桂枝法。

> 脉浮而紧，浮则为风，紧则为寒，风则伤卫，寒则伤荣，荣卫俱病，骨节烦疼，可发其汗，宜麻黄汤。

阳明病，脉浮，无汗，其人必喘，发其汗则愈，属麻黄汤证。

太阳病，发热恶寒，热多寒少，脉微弱，则亡阳也，不可复发其汗，宜桂枝二麻黄一汤。①

① 此条之方，《伤寒》《千金》均作宜桂枝二越婢一汤。案：此条之方，旧与服桂枝汤、大汗出、脉洪大、形如疟之方相错。彼条当为桂枝二

越婢一汤，误为桂枝二麻黄一汤。此条当为桂枝二麻黄一汤，误为桂枝二越婢一汤。决其为如此者，因越婢汤用石膏，大青龙条戒用石膏云："脉微弱，汗出恶风，不可服。服之则厥，筋惕肉眴，此为逆也。"与此条云"脉微弱则亡阳也"同，故知此条不宜服石膏也。再以服桂枝汤大汗出、大烦渴不解、脉洪大属白虎汤一条证之，知彼条当服石膏。因彼条云脉洪大故也。今即据此互易正之

桂枝二麻黄一汤方　桂枝_{一两十七铢，辛温}　麻黄_{十六铢，苦温}　生姜_{切，辛温}　芍药_{苦平，各一两六铢}

甘草_{一两二铢，炙，甘平}　大枣_{五枚，擘，甘平}　杏仁_{十六枚，去皮尖，两仁者，甘温}

右七味，以水七升，煮麻黄一二沸，去上沫，内诸药，煮取二升，去滓。温服一升，日再服。本云桂枝汤二分，麻黄汤一分，合为二升，分二服，今合为一方。

太阳中风，脉浮紧，发热恶寒，身体疼痛，不汗出而烦躁，头痛，属大青龙汤。脉微弱，汗出恶风，不可服之，服之则厥，筋惕肉眴，此为逆也。

大青龙汤方　麻黄_{去节，六两，苦温}　桂枝_{二两，辛温}　甘草_{二两，炙，甘平}　杏仁_{四十枚，去皮尖，两仁者，甘温}

生姜_{三两，切，辛温}　大枣_{十枚，擘，甘平}　石膏_{如鸡子大，碎，绵裹，辛微寒}

右七味，以水九升，煮麻黄，减二升，去上沫，内诸药，煮取三升，去滓。温服一升，取微似汗，汗出多者，温粉粉之。一服汗者，勿再服，若复服，汗出多亡阳，逆虚恶风，躁不得眠。

伤寒，脉浮缓，其身不疼，但重，乍有轻时，无少阴证者，大青龙汤发之。麻黄汤为治太阳、阳明两经合病中风表病之方，大青龙为治太阳、少阴两经合病寒温两感中风表病之方，小青龙为治太阳、少阴两经合病中风伤寒表里两解之方，柴胡汤为治太阳、少阳两经合病中风伤寒表里两解之方，桂枝汤则为治太阳本经中风表病发汗解表之方[②]

太阳病，表不解，心下有水气，干呕，发热而咳，或渴，或利，或噎，或小便不利，少腹满，或微喘，属小青龙汤。此条论首"太阳病"三字，原误为"伤寒"二字，今改正。知此条为《汤液经》文者，因大青龙汤为《汤液经》之方，大为小之对辞，无小不得称大。大青龙汤既为《汤液经》之方，则小青龙汤亦必为《汤液经》之方，一如大、小柴胡，大、小承气然。而查全书中大、小青龙汤，皆共止二条，皆在此处。以是知此与下小青龙汤二条中，必有一为《汤液经》文，一如上大青龙汤二条，一为《汤液经》文，一为《广论》之文然。而此条之宜为经文，下条为《广论》之文，其辞气文理，皆甚显白不难，一览而即可得而别知之之故也

小青龙汤方　麻黄_{去节，三两，苦温}　芍药_{苦平}　细辛_{辛温}　干姜_{辛温}　甘草_{炙，平}

桂枝_{辛温，各三两}　五味子_{酸温}　半夏_{辛平，各半升，洗}

右八味，以水一斗，先煮麻黄，减二升，去上沫，内诸药，煮取三升，去滓。温服一升。渴则去半夏，加栝楼根三两；微利者，去麻黄，加荛花一鸡子大，熬，令赤色；噎者，去麻黄，加附子一枚，炮；小便不利，少腹满，去麻黄，加茯苓四两；喘者，去麻黄，加杏仁半升，去皮。

　　伤寒，心下有水气，咳而微喘，发热不渴，服汤已而渴者，此寒去为欲解，属小青龙汤证。

少阴病，始得之，反发热，脉反沉者，麻黄细辛附子汤主之。

麻黄细辛附子汤方　麻黄_{二两，去节，苦温}　细辛_{二两，辛温}　附子_{一枚，炮去皮，破八片，辛温}

右三味，以水二斗，先煮麻黄，减一升，去上沫，内诸药，煮取三升，去滓。温服一升。

少阴病，得之二三日，麻黄附子甘草汤微发汗，以二三日无证，故微发汗也。

麻黄附子甘草汤方　麻黄_{二两，去节，苦温}　附子_{一枚，炮去皮，破八片，辛温}　甘草_{二两，炙，甘平}

右三味，以水七升，先煮麻黄一二沸，去上沫，内诸药，煮取二升半，去滓。温服八合。

【注释】

　　①宜桂枝二麻黄一汤：应是桂枝二越婢一汤，因热多寒少，为太阳阳明合病；桂枝二麻黄一汤，主症为"形似疟，一日再发者"，证仍为太阳病。杨绍伊这里改之欠妥。

　　②麻黄汤为治太阳、阳明两经……：麻黄汤治伤寒，大青龙汤治太阳阳明合病，小柴胡汤治少阳证，桂枝汤治中风，这是《伤寒》明论，杨绍伊因不理解六经、伤寒、中风实质，因而注解紊乱。

【解读】

　　本篇共10条，列为《汤液》原文者7条，列为论广者2条，遗论者1条。值得注意的是，两条冠首少阴病的条文列于可发汗篇，如进一步理解条文，可知少阴病为表证而属阴证者。

本篇主要在说：病在表可发汗。

更值得关注的是"脉浮而紧，浮则为风，紧则为寒，风则伤卫，寒则伤荣，荣卫俱病，骨节烦疼，可发其汗，宜麻黄汤"一条，该条出自《脉经》，是王叔和以《内经》释《伤寒》的典型代表，是后世"风伤卫，寒伤营"解《伤寒》的根源。本条明显与经方理论相驳，列为仲景遗论当然不妥，赵本此条未录有一定道理。

○可发汗下篇

太阳中风_{表病}，往来寒热_{表证}，伤寒_{里病} ① 五六日以后，胸胁苦满，嘿嘿 ② 不欲饮食，烦心喜呕_{里证}，或胸中烦而不呕，或渴，或腹中痛，或胁下痞坚，或心中悸、小便不利，或不渴、外有微热，或咳者，属小柴胡汤。伤寒，中风，有柴胡证，但见一证便是，不必悉具也。

此条论首"中风"二字之上，旧脱"太阳"二字，今补正。知此条为《汤液经》文者，因此条兼言或证者七。案：兼言或证者，为创法统论之例，非广法补义之例。更查全书中，兼言或证者，共有五条。此条外，真武汤言"或咳、或小便利、或下利"，四逆散言"或咳、或悸、或小便不利"，通脉四逆汤言"或腹痛、或干呕、或咽痛"，小青龙汤言"或渴、或利、或噎"。彼四条皆为《汤液经》文，以彼例此，知此条必亦为《汤液经》文也

小柴胡汤方 柴胡_{八两，苦平} 黄芩_{苦平} 人参_{甘微寒} 甘草_{炙，甘平} 生姜_{切，辛温，各三两} 半夏_{半升，洗，辛平} 大枣_{十二枚，擘，甘平}

右七味，以水一斗二升，煮取六升，去滓，再煎，温服一升，日三。若胸中烦，不呕者，去半夏、人参，加栝楼实一枚；渴者，去半夏，加人参，合前成四两半；腹中痛者，去黄芩，加芍药三两；胁下痞坚者，去大枣，加牡蛎六两；心下悸，小便不利者，去黄芩，加茯苓四两；不渴，外有微热者，去人参，加桂三两；温覆微发其汗，咳者，去人参、大枣、生姜，加五味子半升，干姜二两。

太阳病，十日以去，脉浮细，嗜卧，此为外解。设胸满胁痛，与小柴胡汤。脉浮者，属麻黄汤证。

血弱气尽_{汗为血液，汗出则血弱。汗为阳气所蒸而出，汗出之后，气亦随之衰竭，故曰气尽}，腠理开，邪气因入，与

123

正气相搏，在于胁下，正邪分争，往来寒热，休作有时，嘿嘿不欲食饮，脏腑相连，其痛必下，邪高痛下_{胸满为邪高，胁痛为痛下}，故使其呕，小柴胡汤主之。服柴胡汤而渴者，此为属阳明，以法治之。

阳明病，胁下坚满，不大便而呕，舌上胎者_{一本"胎"字上，有"白"字}**，可以小柴胡汤。上焦得通，津液得下，胃气因和，身濈然汗出而解。**

伤寒五六日，头汗出，微恶寒，手足冷，心下满，口不欲食，大便坚，其脉细，此为阳微结必有表，复有里。沉，亦为病在里。汗出，为阳微结。假令纯阴结，不得有外证，悉入在于里。此为半在外半在里，脉虽沉紧，不得为少阴。所以然者，阴不得有汗，今头大汗出，故知非少阴也。可与小柴胡汤，设不了了者，得屎而解。

阳明病，发潮热，大便溏，小便自可，而胸胁满不去，小柴胡汤主之。

伤寒六七日，发热，微恶寒，支节烦疼，_{太阴表证③}微呕，心下支结，外证未去者，属柴胡桂枝汤。

柴胡桂枝汤方　柴胡_{四两，苦平}　黄芩_{苦平}　人参_{甘微寒}　生姜_{切，辛温}　桂枝_{辛温}　芍药_{苦平，各一两半}　半夏_{二合半，洗，辛平}　甘草_{一两，炙，平}　大枣_{六枚，擘，甘平}

右九味，以水六升，煮取二升，去滓。温服一升。本云：人参汤，作如桂枝法，加柴胡、黄芩，复加柴胡法，今用人参作半剂。

【注释】

①里病：杨绍伊先生把伤寒理解为里病，是错误的。

②嘿嘿：音 mò mò，同"默默"，闭口不说话。《荀子·不苟》："君子至德，嘿然而喻。"

③太阴表证：太阴为里虚寒证，杨绍伊先生认为六经都有里证和表证，因而理解紊乱。

【解读】

本篇名为可发汗，而主要条文是有小柴胡汤、柴胡桂枝汤、柴胡桂枝干姜汤方证。

本篇关注的焦点：小柴胡汤方证是《汤液》原文，其他条是论广和遗论。

很显然，篇名可发汗后小注"此篇论中风表证，可发汗"与全篇内容不符，待商讨。

这里首先要明确的是：把小柴胡汤列为发汗剂是错误的，或说杨绍伊的认识还停留在《汤液》时代，因在前已论述，《汉书·艺文志》所记载的《汤液》认识疾病的病位概念，不是在表，即是在里，没有半表半里，因此治疗，在表用汗，在里用下、吐，反映于《汤液》书中有不可汗、可汗、不可吐、可吐、不可下、可下等篇章，而没有和法专篇。正是到张仲景论广《汤液》时，出现了半表半里病位概念，而治疗明确提出不可汗，而必用和法。可证者如《伤寒》第264条："少阳中风，两耳无所闻、目赤、胸中满而烦者，不可吐、下。"及第265条："少阳不可发汗。"论述了少阳证治禁用汗、吐、下，言外之意只有用和法；仔细研读仲景书不难明白，小柴胡汤不能视作发汗剂，本篇中属遗论者1条，即《伤寒》第97条，正是说明：正邪相争于表，致血弱气尽，邪入于半表半里呈现小柴胡汤方证，说明东汉时期以仲景为代表的经方医学，认识到病不表亦不里的机理。其论广一条即《伤寒》第148条，更说明了由于津液伤而呈现半表半里阴证，不过本条更难于理解，故这里有必要借助胡希恕老师研究成果进行解读。

本条应联系第147条解读，147条提出"微结"，本条提出"阳微结"，是对前条的解释。阳微指津液微少，"阳微结"者，由于津液内竭而致大便硬结的证候，本条可分以下三段解：

"头汗出，微恶寒"是说太阳表证还在；"心下满，口不欲食，大便硬"很似阳明内结；津虚血少则脉细，不充于四末则手足冷，可见看似为阳明内结，而实质是津液内竭所致，故谓此为阳微结，与胃家实的阳明病不同，所以称必有表（指头汗出，微恶寒），复有里也（指心下满，口不欲食，大便硬），虽脉沉亦在里之诊，如其为阳明病，依法当多汗，今只头汗出，故知为阳微（津液虚少），而非胃家实的阳明病。

假令是纯阴证的脏结，又不得复有外证，当悉入于里，而上证乃半在里半在外也，故肯定不是脏结。

脉虽沉紧（细）亦不得认为属少阴病，所以然者，阴证不得有头汗出，今头汗出，乃热亢于上之候，故知非少阴也。津液内竭的阳微结，汗下俱非所宜，只能用柴胡剂和之，通其津液使表里和则治。

本条方治原为小柴胡汤，胡希恕老师研究本条着笔墨最多，认为应是柴胡桂枝干姜汤，理由是，本条紧接在第147条之后，是在论广柴胡桂枝干姜汤方证，又据本条症状特点为上热下寒，很符合厥阴病提纲，故本条属柴胡桂枝干姜汤方证。

本整篇是杨绍伊先生对可发汗的考证，全篇分成了上中下三篇，可发汗的条文比其他版本皆多，以试图说明《汤液》原貌和仲景论广内容，这种考证是史无前例的，值得关注和商讨。

值得商讨者：篇名后的小注"此篇论中风表证，可发其汗"，认为中风是表证，伤寒是里证，是导致学术观点紊乱、错误的根源，如小柴胡汤为发汗剂、伤寒为里病，却用麻黄汤发汗等，又称风温表证、少阴温病等，大背经方之旨。

值得称赞者：把有关可发汗的条文分为《汤液》原文、仲景论广、仲景遗论，不论是否准确客观，皆有益于经方理论体系研究，尤其所列条文，将麻黄附子甘草汤方证、麻黄附子细辛汤方证列为可发汗原文，暗示了少阴属表；把第97条列为仲景遗论，把148条列为仲景论广，提示我们，《伤寒》不是张仲景一人所作，更突出的是，汉前病位概念只有表和里，到东汉才加入了半表半里的病位概念，使得六经辨证论治理论体系趋于完善，使人们更能正确认识经方的发展和理论体系。因此，杨绍伊的考证，功莫大矣！

◎发汗以后证第九

○发汗后上篇

太阳病，初服桂枝汤，而反烦不解者，法当先刺风池、风府，乃却与桂枝汤则愈。

伤寒，发汗已解，半日许复烦，其脉浮数，可复发其汗，属桂枝汤。

二阳并病，太阳初得病时，发其汗，汗先出，复不彻，因转属阳明，续自微汗出，不恶寒。若太阳证不罢，不可下，下之为逆。如此者，可小发其汗。设面色缘缘正赤①者，阳气怫郁②在表，当解之、熏之。若发汗不大彻，不足言阳气怫郁不得越。当汗而不汗，其人躁烦，不知痛处，乍在腹中，乍在四肢③，按之不可得。其人短气，但坐，汗出而不彻故也，更发其汗，即愈。何以知其汗出不彻？脉涩，故以知之。"涩"字当是"数"字之讹④。涩、数音近。因口授时，妄听致误

发汗已，脉浮而数，复烦渴者，属五苓散。

五苓散方见后第四卷，消渴门

发汗后，身体疼痛，其脉沉迟，属桂枝加芍药生姜人参汤。

桂枝加芍药生姜人参汤方　桂枝三两，辛温　芍药四两，苦平　生姜四两，切，辛温

甘草二两，炙，甘平　大枣十二枚，擘，甘平　人参三两，甘微寒

右六味，以水一斗二升，煮取三升，去滓。温服一升。本云：桂枝汤，今加芍药、生姜、人参。

脉浮而紧，法当身体疼痛，当以汗解。假令尺中脉迟者，不可发其汗。何以知然？此荣气不足，血微少故也。

发汗后，不可更行桂枝汤，汗出而喘，无大热，可以麻黄杏子甘草石膏汤。

麻黄杏子甘草石膏汤方　麻黄四两，去节，苦温　杏仁五十枚，去皮尖，甘温　石膏半斤，碎，辛微寒

甘草二两，炙，甘平

右四味，以水七升，先煮麻黄一二沸，去上沫，内诸药，煮取三升，去滓。温服一升。本名黄耳杯。

发汗后，饮水多者必喘，以水灌之亦喘。

发汗多，又复发其汗，此为亡阳，若谵语，脉短者，死；脉自和者，不死。

发汗多，亡阳谵语者，不可下，与柴胡桂枝汤，和其荣卫，以通津液，后自愈。

未持脉时，病人叉手自冒心，师因教，试令咳，而不即咳者，此必两耳无所闻也。所以然者，重发其汗，虚故也。

【注释】

①缘缘正赤：满面通红。为太阳病未解，并传阳明时满面赤红的症状。缘：围绕（平面上的）。《荀子·议兵》："限之以邓林，缘之以方城。"缘缘，叠歆言之，则《庄子·渔父》作"延缘"；双声言之，则《广韵》作"黄缘"。均指攀附，引申为遍满边际。此满面通红的症状，有别于两颧嫩红、面颊丽艳、额头红赤等。

②怫郁：心情不舒畅的样子。《字林》："怫郁，心不安也。"怫，音 fú，《说文》："怫，郁也。"

③胑：音 zhī，同"肢"，四肢。《说文》："胑，体四胑也……肢，或从支。"

④"涩"字当是"数"字之讹：当是"浮"字。

【解读】

本篇列为《汤液》原文者仅 2 条，而论广 1 条，遗论 8 条。说明病在表应发汗，而发汗后出现的症状变化，应引起后人注意，总结经验，发展对证的治疗方法，从而充实六经辨证。

○发汗后中篇

太阳病，发其汗，遂漏而不止。其人恶风，小便难，四肢微急，难以屈伸，属桂枝加附子汤。

桂枝加附子汤方 于桂枝汤中加附子一枚，炮，即是。

伤寒，脉浮，自汗出，小便数，颇烦，复微恶寒，而脚挛①急，反与桂枝汤，欲攻其表，得之便厥，咽干，烦躁，吐逆。当作甘草干姜汤，以复其阳，厥愈足温。更作芍药甘草汤与之，其脚即伸。而胃气不和，谵语，少与调胃承气汤。重②发其汗，复③加烧针者，属四逆汤。

甘草干姜汤方　甘草^{四两，炙，}^{甘平}　干姜^{二两，}^{辛温}

右二味，以水三升，煮取一升，去滓。分温再服。

芍药甘草汤方　芍药^{苦平}　甘草^{甘平，炙，}^{各四两}

右二味，以水三升，煮取一升，去滓。分温再服。

调胃承气汤方^{方见}^{下篇}

四逆汤方^{见后第三卷，}^{不可吐可吐门}

　　问曰：证象阳，旦按法治之而增剧，^{"证象阳"句，"旦"与}^{"但"同，"旦"字连下读④}厥逆，咽中干，两胫拘急而谵语。师言：夜半手足当温，两脚当伸。后如师言，何以知此？答曰：寸口脉浮而大，浮则为风，大则为虚，风则生微热，虚则两胫挛。病证象桂枝，因加附子参其间，增桂令汗出。附子温经，亡阳故也，厥逆，咽中干，烦躁，阳明内结，谵语烦乱。更^⑤饮甘草干姜汤，夜半阳气还，两脚当热。胫尚微拘急，重与芍药甘草汤，尔乃胫伸。以承气汤微溏，则止其谵语，故知病可愈。发汗后，腹胀满，属厚朴生姜半夏甘草人参汤。发其汗，不解，而反恶寒者，虚故也，属芍药甘草附子汤。不恶寒，但热者，实也，当和其胃气，宜小承气汤^{一作调胃}^{承气汤}。

厚朴生姜半夏甘草人参汤方　厚朴^{半斤，}^{炙，苦温}　生姜^{半斤，}^{切，辛温}　半夏^{半升，洗，}^{辛平}　甘草^{二两，}^{炙，甘平}　人参^{一两}^{甘微寒}

右五味，以水一斗，煮取三升，去滓。温服一升，日三服。

芍药甘草附子汤方　芍药^{苦平}　甘草^{甘平，炙，}^{各三两}　附子^{一枚，炮，去皮，}^{破六片，辛温}

右三味，以水三升，煮取一升二合，去滓。分温三服。

小承气汤方^{见后可}^{下门}

发汗后，身热，又重发其汗，胃中虚冷，必反吐也。

发汗后，水药不得入口为逆。若更发其汗，必吐下不止。

大汗出，热不去，内拘急，四肢痛，下利，厥逆而恶寒，属四
逆汤。

【注释】

①挛：音 luán，卷曲而不能伸。《史记·蔡泽列传》："先生曷鼻，巨肩，魁颜，蹙齃，
膝挛。"

②重：音 chóng，重新，再。《文选·古诗十九首》之一："行行重行行，与君生别离。"

③复：又。《左传·僖公五年》："晋侯复假道于虞以伐虢。"

④"旦"字连下读：应连上读，阳旦证是指桂枝汤证。

⑤更：音 gēng，更换。

【解读】

本篇列为《汤液》原文者仅 1 条，论广者 1 条，遗论者 4 条。显示了《汤液》时代用桂枝汤发汗治疗，由于病情不一，出现的变证，据证治疗的总结，也体现出对病位、津液的认识。

○发汗后下篇

太阳病三日，发其汗不解，蒸蒸发热者，属于胃也，属调胃承气汤。若渴欲饮水，口干舌燥者，白虎汤主之^{一作白虎加人参汤，即于白虎汤内，加人参三两}。若脉浮发热，渴欲饮水，小便不利，猪苓汤主之。^{此处白虎猪苓二半条，《伤寒论》本以之附于栀子汤论之末，《千金翼方》本以之}附于三阳合病之白虎汤论之末。案：附于白虎汤论之末，固未为妥。然《千金》未同以之附于栀子汤论之末。足证此二半条，其旧本亦不在栀子汤论之下。盖此二半条早已手足分散，失其主领之条久矣。兹特代为觅访。查全书数百余条中，惟此条与之合榫①。今即以之附于此条之末。读之，较在栀子汤论之末，更觉义明法显

调胃承气汤方　大黄^{四两，苦寒}，　甘草^{二两，炙，甘平}，　芒硝^{半两，苦寒}

右三味，以水三升，煮取一升，去滓，内芒硝，更一沸。顿服。

猪苓汤方　猪苓^{去黑皮，甘平}　茯苓^{甘平}　泽泻^{甘寒}　阿胶^{甘平}　滑石^{甘寒，碎，各一两}

右五味，以水六升，先煮四味，取二升，去滓，内胶烊消。温服七合，日三服。

阳明病，汗出多而渴者，不可与猪苓汤。以汗多胃中燥，猪苓汤复利其小便故也。

服桂枝汤，大汗出，大烦渴不解，若脉洪大，属白虎汤^{一作白虎}^{加人参汤②}。

发汗，若下之，烦热，胸中塞者，属栀子汤证。

汗家，重发其汗，必恍惚心乱，小便已，阴痛，可与禹余粮丸。阙。

阳明病，本自汗出，医复重发其汗，病已差，其人微烦不了了，此大便坚也。以亡津液，胃中干燥，故令其坚。当问小便日几行，若本日三四行，今日再行者，必知大便不久出。今为小便难，少津液，当还入胃中，故知必当大便也。

阳明病，自汗出，若发其汗，小便自利，此为内竭，虽坚不可攻之。当须自欲大便，宜蜜煎导而通之。若土瓜根及猪胆汁皆可为导。

蜜煎导方　蜜^{七合，}^{甘平}

右一味，内铜器中，微火煎之，稍凝如饴状，搅之，勿令焦著。欲可丸^③，捻如指许，长二寸，当热时急作，令头锐。以内^④谷道中，以手急抱，欲大便时，乃去之。

猪胆汁方　大猪胆一枚，泻汁，和少许醋，以灌谷道中。如一食顷，当大便，出宿食恶物。已试甚良。

【注释】

①合楷：意为条文末白虎汤、猪苓汤二条条文与条文首调胃承气汤条文内在医理贯通，文气相连，就像三根木头交叉用来支撑淘米的筐笋的支架一样，是不能或缺的一个整体。楷：音 shěng，三根木头交叉而成的支架，用来支撑滤筐。《说文·木部》："楷，木参交以枝（支）炊篦者也。"段玉裁注："《竹部》曰：楷，漉米籔也。籔，炊篦也。篦籔二字为一物。谓米既渐将炊，而漉之令干，又以三交之木支此篦，则沥干尤易也。三交之木是为楷。"

②一作白虎加人参汤：有渴者必用人参，故应为白虎加人参汤。

③欲可丸：将要可以搓成丸子（的时候）。欲：将要，快要。白居易《问刘十九》诗："晚来天欲雪，能饮一杯无？"

④内：通"纳"，放入。

【解读】

本篇列为《汤液》原文 4 条，遗论 2 条。显示《汤液》时代已明确，发汗后病不解入里，则不能再发汗，如呈现阳明里实热方证，则要据证选用相应的方药治疗。

本卷关注的焦点：篇中出现了半表半里概念。

杨绍伊先生考证《伤寒》是由《汤液》论广而来，《汤液》原书未能流传下来，认为其内容全保留于《伤寒》中，本卷通过考证即认为是《汤液》原貌。目前值得参考者，还有《辅行诀脏腑用药法要》，两者流转途径及内容虽不同，但皆以方证为主，与《汉书·艺文志》记载一致，即以八纲指导方证治病。本卷是杨绍伊依据《脉经》"诸可不可篇"来考证《汤液》原文，其方法是否可靠，其结果是否可信，有待商讨。但本卷给了我们重大提示：王叔和整理仲景论广汤液、遗论，撰成"诸可不可篇"，主要整理的是方证经验，即"以草石之寒温，量疾病之浅深，假药味之滋，因气感之宜，辨五苦六辛，致水火之齐，以通闭解结，反之于平"。主要是八纲辨证经验，而六经辨证理论尚不清晰。杨绍伊先生对本卷的考证也主要反映了这一点。这里可看到：不可发汗的方证主要是里证，可发汗的方证多是表证，而发汗以后的方证多是表证治疗后的变证，是在总结仲景前的经方方证经验和仲景论广后的方证经验，值得注意的是这些方证经验的理论基础，仍是八纲，但是已酝酿、孕育着六经理论的形成，如"可发汗下篇"的小柴胡汤方证，提到了"此外已解""此为半在外半里""血弱、气尽、腠理开，邪气因入，与正气相搏，在于胁下"……对病位概念的认识不再仅限于表和里，而出现了半表半里，成无己在注解《伤寒》时清楚地认识到这一概念。这样再加上六经提纲的出现，人们对六经的实质逐渐明晰，故宋版及赵开美本《伤寒》多不再以"诸可不可"分篇，也反映了六经辨证理论体系走向完善。当今人们皆知《伤寒》为六经辨证，不过由于临床经验不同、学识不同等影响，一些人仍认为小柴胡汤为发汗剂，其方证为表证，因此虽亦谓《伤寒》为六经辨证，但未能认识六经实质。不过这也说明六经辨证的产生来自实践，来之不易。它有着长期的历史过程，并不是由一个人发明创造的。

从杨绍伊先生考证本卷可以看出，我们的祖辈用经方治病，用"诸可不可"总结、传承经验，有着漫长的历史时期，从用药来看，如解表发汗用麻黄、桂枝，清里攻下里热用大黄、栀子、生石膏等，可上溯到神农时代，即《本经》《汤液》《伤寒》一脉相承，从远古的神农时代已用八纲辨证，直至东汉时期才出现六经提纲和半表半里的病位概念，这即是王叔和三撰出现的以诸可不可开篇的《伤寒》版本。因王叔和本岐黄之学，以经络释六经，故历千百年好容易形成的六经辨证，被其误导，使后学偏离经方而偏向岐黄，以致纵有考证天才、明知《伤寒》属农尹的杨绍伊也受其误导，甚至近代有名的经方家曹颖甫，明知第265条"少阳不可发汗"，却仍认为小柴胡汤为发汗剂……说明经方的发展历经沧桑，来之不易，对方证的认识，对理论的升华，需要众多人、几代、几十代人反复实践、总结方能成为科学的理论，同时提示我们，解读《伤寒》必须多临床，读原文要前后对照分析，"始终理会"才能理解六经实质。

由本卷启示：《汤液》及张仲景论广后的《汤液》或《伤寒》，其主要内容是记述以方证治病经验，其指导理论是八纲，不同的是，汉前的病位概念只有表和里，东汉时张仲景论广增加了半表半里的病位概念，从而产生了六经辨证论治体系。因此，《伤寒》一书，不是专论治"伤寒"或专论治外感病不论治"杂病"，并非再加上《金匮》才治杂病，而是通过人体患病后出现的症状，用八纲分类，以六经辨证并再辨方证进行治疗的医疗体系，它不是一个病一个病地总结治疗规律，而是从常见病所出现的普遍规律总结经验。概括地说，经方辨证施治的首要精神，即是在患病机体一般的规律反应基础上，讲求一般疾病的通治方法。

汤液经卷二终

汤液经卷三

〔商〕伊尹著 〔汉〕张机广论《胎胪药录》又广《平脉辨证》

成都杨师尹绍伊 考次

华阳刘复民叔 补修

◎病不可吐可吐吐后证第十

大法，春宜吐。

凡服汤吐，中病便止，不必尽剂也。

太阳病，当恶寒而发热，今自汗出，反不恶寒发热，关上脉细而数，此医吐之过也。若得病，一日、二日吐之，腹中饥，口不能食；三日、四日吐之，不喜糜粥，欲食冷食，朝食暮吐。此医吐之所致也。此为小逆。

太阳病吐之者，但太阳病，当恶寒，今反不恶寒，不欲近衣，此为吐之内烦也。

诸四逆厥者，不可吐之，虚家亦然。

少阴病，其人饮食入则吐，心中温温[①]欲吐，复不能吐，如得之手足寒，脉弦迟。此胸中实，不可下也，当遂吐之。若膈上有寒饮，干呕者，不可吐，当温之，宜四逆汤。

四逆汤方　甘草二两，炙，甘平　干姜一两半，辛温　附子一枚，生，去皮，破八片，辛温

右三味，以水三升，煮取一升二合，去滓。分温再服。强人可大附子一枚，干姜三两。

病者手足厥冷，脉乍紧，邪结在胸中，心下满而烦，饥不能食，

病在胸中，当吐之。《千金》本此下有"宜瓜蒂
散"四字，《脉经》本无之

病胸上诸实，胸中郁郁而痛，不能食，欲使人按之，而反有浊
唾，下利日十余行，其脉反迟，寸口微滑，此可吐之，吐之利
即止。

宿食在上脘，当吐之。此与上条，各本均未出方。案：瓜蒂散与三物小白散均为吐
剂。三物小白散方下云："病在膈上，吐是也。"此二条各本均

未出方者，不知是否因未详其所主为瓜蒂散抑为白散之故欤。谨案：瓜蒂散中用豆豉，而三物小
白散方论云："寒实结胸，无热证者，与三物小白散。"然则邪属寒宜白散，实而挟有温邪，或兼
停水，宜用瓜蒂散矣。用者
参此，临治斟酌取之可也

瓜蒂散方　瓜蒂熬，苦
寒　　赤小豆甘平，各
一分

右二味，捣为散，取半钱匕，豉一合，汤七合，渍之，须臾去
滓，内散汤中和，顿服之。若不吐，稍加之，得快吐，止。诸
亡血、虚家不可与瓜蒂散。

太阳病，过经十余日，心下温温欲吐，而胸中痛，大便反溏，其腹
微满，郁郁微烦，先时自极吐下者，与调胃承气汤；不尔者，不可
与。欲呕，胸中痛，微溏，此非柴胡汤证，以呕，故知极吐下也。
胸中痛，非柴胡汤症。若非先其时自
极吐下，可与瓜蒂散或白散吐下之

伤寒，吐后腹满者，与调胃承气汤。

【注释】

①温温：《金匮玉函经》作"嗢嗢"，"温温"为"嗢嗢"之假借，欲吐而吐不出来的样
子。嗢：音 wà，《说文》："嗢，咽也。"段玉裁注云："咽当作噎。"又《千金要方》作"愠
愠"，《说文》："愠，怒也。"依愠字解于义不通，故"愠愠"亦为"嗢嗢"之假借。

【解读】

经方治病是根据反映出的证以适应的方药治疗，不是根据季节、病因为
据。"大法，春宜吐"，见于《脉经》，列为仲景遗论有待商讨。对三物白散的
注解欠妥，章太炎对此有较详尽的考证，有益于解读。

本篇提示：瓜蒂散方证为可吐之证，其辨证要点：胸中实、宿食在上脘。
只有病位在里且里实在上者方可用吐法，病在表、里虚寒、里实在中、在下皆
不能用吐法。

◎病不可下证第十一 ^{伤寒不可下，温病不可发汗}

○不可下上篇 ^{此篇论中风表证，不可下}

太阳病，有外证未解，不可下，下之为逆，解外宜桂枝汤。

　　本发汗，而复下之，此为逆也；若先发汗，治不为逆。本下之而反汗之，为逆；若先下之，治不为逆。

太阳与阳明合病，喘而胸满，不可下也，属麻黄汤证。

　　脉浮大，应发其汗，医反下之，此为大逆。

　　夫病脉浮大，问病者言：便坚耶？设利者为虚，大逆；坚为实。

　　汗出而解，何以故？脉浮当以汗解。

【解读】

　　本篇为病不可下证上篇，列为《汤液》原文者2条，遗论者3条，其属《汤液》原文2条，一为桂枝汤方证，即治疗中风证者；一为麻黄汤方证，即治疗伤寒证者，杨绍伊先生未明中风、伤寒本旨，故标题小注：此篇论中风表不可下，显然题不符目。

　　本篇不论《汤液》原文和遗论，皆以八纲为论说：由脉证判断，在表者不可下。

○不可下中篇 ^{此篇论伤寒里证不可下}

少阴病，脉微不可发其汗，无阳故也。阳已虚，尺脉弱涩者，复不可下之。

少阴病，得之一二日，口中和，其背恶寒者，当灸之，附子汤主之。

附子汤方　　附子^{二枚，炮，去皮，破八片，辛温}　　茯苓^{三两，甘平}　　人参^{二两，甘微寒}　　白术^{四两，苦温}　　芍药^{三两，苦平}

右五味，以水八升，煮取三升，去滓。分温三服。

少阴病，身体痛，手足寒，骨节痛，脉沉者，附子汤主之。

伤寒五六日，不结胸，腹濡脉虚，复厥者，不可下，下之亡血，死。

诸四逆厥者，不可下之，虚家亦然。

少阴病，脉沉者，急当温之，宜四逆汤。

师曰：病发热，头痛，脉反沉，若不差，身体更疼痛，当救其里，宜温药四逆汤。

【解读】

本篇列为《汤液》原文 4 条，论广者 1 条，遗论者 2 条，都是论述原是少阴表证传里为太阴病的证治，不属阳明里实证，故不可下。杨绍伊先生认为伤寒为里，故小注"此篇论伤寒里证不可下"，显然不妥。

○不可下下篇上

诸外实不可下，下之则发微热，亡脉则厥，当脐发热。发热，一本作握热。

诸虚不可下，下之则渴，引水者自愈，恶水者剧。

咽中闭塞，不可下，下之则上轻下重，水浆不下，卧则欲蜷，身体急痛，复下利日十数行。

病欲吐者，不可下之。

【解读】

本篇列为遗论 4 条，参见于《脉经》。标明后世认识到：不属里实证，不可下；里实在上欲吐者不可下。

○不可下下篇下 此一篇。共八条。《千金》本无之

动气在右，不可下，下之则津液内竭，咽燥鼻干，头眩心悸。

动气在左，不可下，下之则腹里拘急，食不下，动气反剧，身虽有热，卧反欲蜷。

动气在上，不可下，下之则掌握热烦，身浮热，冷汗自泄，欲水自灌。

动气在下，不可下，下之则腹满，卒起头眩，食则下清谷，心下痞坚。

脉濡而弱，弱反在关，濡反在颠，微反在上，涩反在下。微则阳气不足，涩则无血。阳气反微，中风汗出，而反躁烦。涩则无血，厥而且寒。阳微不可下，下则心下痞坚。

脉濡而弱，弱反在关，濡反在颠，弦反在上，微反在下。弦为阳运，微为阴寒，上实下虚，意欲得温。微弦为虚，虚者不可下。微则为咳，咳则吐涎沫，下之咳则止而利不休。胸中如虫啮①，粥入则出，小便不利，两胁拘急，喘息为难，颈项相牵，臂则不仁，极寒反出汗，躯冷若冰，眼睛不慧，语言不休，谷气多入，则为中满，口虽欲言，舌不得前。

脉濡而弱，弱反在关，濡反在颠，浮反在上，数反在下。浮为阳虚，数为无血。浮则为虚，自汗恶热

"恶热"当是"发热"之讹，一本作恶寒，与下文义复，且失韵。非。

数则为痛，振而寒栗。微弱在关，胸下为急，喘满汗流，不得呼吸，呼吸之中，痛在于胁，振寒相抟，其形如疟。医反下之，令脉急数，发热狂走，见鬼恍惚，心下为痞，小便淋沥，少腹甚坚，小便血出。

脉浮而大，浮为气实，大为血虚。血虚为无阴，气实为孤阳。当小便难，胞中虚，今反小便利，而大汗出；法卫家当微，今反更实。津液四射，荣竭血尽，虚烦不眠，血薄肉消，而成暴液。医以药攻其胃，此为重虚，客阳去有期，必下如污泥而死。

脉数者，久数不止，不止则邪结，正气不能复。正气却结于脏，故邪气浮之，与皮毛相得。脉数者，不可下，下之必烦，利不止。

【注释】

① 啮: 音 niè, 咬。《汉书·苏武传》: "天雨雪, 武卧啮雪, 与旃毛并咽之。"

【解读】

本篇9条, 小注为8条, 可能把动气在左右合为1条。皆见于《脉经》, 皆列为遗论, 其文体形式不似《汤液》, 是否为叔和补入? 有待考证。

◎病可下证第十二

○可下上篇 此篇论阳明温病

大法, 秋宜下, 冬宜温热药及灸。

凡可下者, 以汤胜丸散, 中病便止, 不必尽服之。

阳明病, 潮热微坚者, 可与承气汤, 不坚不可与。若不大便六七日, 恐有燥屎。欲知之法, 可少与小承气汤, 腹中转气者, 此为有燥屎, 乃可攻之; 若不转气者, 此但头坚后溏, 不可攻之, 攻之必腹满, 不能食。欲饮水者, 即哕, 其后发热者, 必复坚, 以小承气汤和之。若不转气者, 慎不可攻之。

小承气汤方　大黄四两,苦寒　厚朴二两,炙,苦温　枳实大者,三枚,炙,苦寒

右三味, 以水四升, 煮取一升二合, 去滓。温分再服, 服汤当更衣, 不尔, 尽服之。

阳明病, 其脉迟, 虽汗出而不恶寒, 其体必重, 短气, 腹满而喘, 有潮热, 如此者, 其外为解, 可攻其里。若手足濈然汗出者, 此大便已坚, 属大承气汤。其热不潮, 未可与承气汤。若腹满大而不大便者, 属小承气汤, 微和胃气, 勿令至大下。

脉双弦迟, 心下坚, 脉大而紧者, 阳中有阴, 可下之, 属大承气汤证。

腹满时减, 减复如故, 此为寒, 当与温药。腹满不减, 减不足言, 当下之, 宜大承气汤。

阳明病，不吐下而心烦者，可与调胃承气汤。

阳明病，下之（此"下之"二字，作当下解，不作已下解），心中懊憹而烦，胃中有燥屎者，可攻其人腹。微满，头坚后溏者，不可攻之。有燥屎者，属大承气汤证。

> 得病二三日，脉若无太阳柴胡证（脉若，一本作脉弱，非）而烦躁，心下坚，至四日，虽能食，以小承气汤少与微和之，令小安，至六日，与承气汤一升。不大便六七日，小便少者，虽不大便，但头坚后溏，未定成其坚，攻之必溏，当须小便利，定坚，乃可攻之。
>
> 病人小便不利（"不"字误，当衍），大便乍难乍易，时有微热，喘冒不能卧，有燥屎也，属大承气汤证。

阳明病，其人汗多，津液外出，胃中燥，大便必坚。坚者必谵语，属小承气汤证。若一服谵语止，更莫复服。

阳明病，谵语，发潮热，其脉滑疾，如此者，属承气汤。因与小承气汤一升，腹中转气者，复与一升；如不转气者，勿更与之。明日又不大便，脉反微涩者，此为里虚，为难治，不可更与承气汤。

阳明病，谵语，有潮热，而反不能食者，必有燥屎五六枚。若能食者，但坚耳，属大承气汤证。

二阳并病，太阳证罢，但发潮热，手足漐漐汗出，大便难而谵语者，下之愈，属大承气汤证。

> 脉阳微而汗出少者，为自和；汗出多者，为太过。阳脉实，因发其汗，出多者，亦为太过。太过者，阳绝于内，亡津液，大便因坚也。
>
> 脉浮而芤，浮为阳，芤为阴，浮芤相抟（抟，一作搏，误，今改正。抟，聚也，谓结聚也），胃气生热，其阳则绝。
>
> 趺阳脉浮而涩，浮则胃气强，涩则小便数，浮涩相抟，大便则

坚，其脾为约，麻子仁丸主之。^{虚，为难治，不可更与
承气汤。脉涩何可下耶}

"涩"字当是"数"字之讹。尺脉弱涩者，复不可下之。明日又不大便，脉反微涩者，此为里

麻子仁丸方　麻子仁^{二升，}_{甘平}　芍药^{苦平}　枳实^{炙，苦寒，}_{各八两}　大黄^{一斤，}_{苦寒}

厚朴^{一尺，炙，}_{苦温}，　杏仁^{一升，去皮尖，两人①}_{者，熬，别作脂，甘温}

右六味，蜜和丸，如梧桐子大。饮服十圆，日三服，渐加，以知为度。

【注释】

① 两人：一个杏仁核中往往有两个果仁并存者，一饱满有皮有仁，一干瘪有皮无仁。去两人，指去干瘪无仁的那个果仁。人：果仁之仁的本字。《说文·人部》人字系段玉裁注："……果实之心亦谓之人，能复生草木而成果实，皆至微而具全体也。果人之字，自宋元以前本草、方书、诗歌记载无人不作人字。自明成化重刊本草乃尽改为仁字，于理不通，学者所当知也。"例：《尔雅·释木》："桃李醜，核。"郭璞注："子中有核人。"（醜：类也。）

【解读】

本篇所列不论《汤液》原文，还是论广、遗论，皆是论述阳明病，但称阳明温病不妥，因《伤寒》第6条已明确温病定义概念，故杨绍伊先生在篇名后小注仍属"岐黄家言"。

又"大法，秋宜下，冬宜温热药及灸"，显示岐黄家言，见《脉经》，疑为叔和撰入，列为遗论待商讨。

○可下下篇^{此篇论寒温两感}_{汗下双解之法}

太阳病未解，其脉阴阳俱微，必先振汗出而解。但阳微者，先汗之而解，宜桂枝汤。但阴微者，先下之而解，属大柴胡汤证。^{其脉阴阳俱}_{微，必先振}

汗出而解。一作其脉阴阳俱停，误。《辨脉法篇》云："脉微而解者，必大汗出也。"与此言"必先振汗出而解"同，足证"微"字不误①

大柴胡汤方　柴胡^{八两}_{苦平}　枳实^{四枚，炙，}_{苦寒}　生姜^{五两，}_{切，辛温}　黄芩^{三两，}_{苦平}　芍药^{三两，}_{苦平}　半夏^{半升，}_{洗，辛平}　大枣^{十二枚，}_{擘，甘平}　大黄^{二两，}_{苦寒}

右八味，以水一斗二升，煮取六升，去滓，更煎。温服一升，日三服。

伤寒十余日，热结在里，复往来寒热，属大柴胡汤证。

病者无表里证，发热七八日，虽脉浮数，可下之，属大柴胡汤证。

阳明病，发热汗多者，急下之，属大柴胡汤。《千金》作承气汤。

伤寒六七日，目中不了了，睛不和，无表里证，大便难，微热者，此为实，急下之，属大柴胡汤、承气汤证。^{先与大柴胡汤，后与承气汤也②}

汗出而谵语者，有燥屎在胃中，此风也。过经乃可下之。下之若早，语言乱，以表虚里实故也。下之则愈，属大柴胡汤、承气汤证。

【注释】

①本条有多个版本，赵本《伤寒》第94条："太阳病未解，其脉阴阳俱停，一作微。必先震栗，汗出而解；但阳脉微者，先汗之而解；但阴脉微一作尺脉实者，下之而解，宜调胃承气汤。一云：大柴胡汤。""其脉阴阳俱停"，《脉经》为"阴阳俱沉"。但皆无"宜桂枝汤"四字。

②本条见《脉经》，"先与大柴胡汤，后与承气汤也"是杨绍伊加注，后世赵本为《伤寒》第252条："伤寒六七日，目中不了了，睛不和，无表里证，大便难，微热者，此为实也，急下之，宜大承气汤。"对本条的认识，关键是对经方病位的理解，这里的无表里证是指表证和半表半里证，如果理解为表证和里证，没有里证，还怎么能用大承气汤！全文的意思是：伤寒表证突然而罢，里实证候不待形成即出现目中不了了、睛不和等精气欲竭的险恶证候，传变急剧，大有不可终日之势，哪容只见"大便难，微热"再行观察等待之理，应急釜底抽薪，与大承气汤急救之。因此，杨绍伊小注先用大柴胡汤，显然处之无理。

【解读】

本篇名即为可下，当是里实热可用下法，经方理论特点是根据症状实于里者，用下法，并不是据感温、感寒而定治法。杨绍伊先生对经方的病位概念不清楚，故出现"寒温两感、汗下双解之法"以"岐黄家言"的注解。

"病者无表里证，发热七八日，虽脉浮数，可下之，属大柴胡汤证"，见《脉经》，赵本《伤寒》无此条，与其类似的一条为第252条："伤寒六七日，目中不了了，睛不和，无表里证，大便难，身微热者，此为实也，急下之，宜大承气汤。"凡可下者必是里证，无表里证怎还称可下之！此参考柴胡加芒硝汤方证自明，这里的里，不是指阳阳、太阴之里，乃指太阳、少阴表之内之里，实指半表半里，柴胡加芒硝汤方证称之为外证，故全条文义是说：初为伤寒，六七日后，出现目中不了了，不见表证和半表半里证，这种里实证，可用大承气汤急下之。如联系小柴胡汤、柴胡桂枝干姜汤等方证分析，有助于理解经方病位概念。

◎发汗吐下后证第十三

○发汗吐下后上篇上

太阳病，先发其汗，不解而下之，其脉浮者，不愈。浮为在外，而反下之，故令不愈。今脉浮，故在外，当解其外则愈，属桂枝汤。

太阳病，下之微喘者，表未解故也，属桂枝加厚朴杏子汤证。 《千金》作麻黄汤，又作桂枝汤

桂枝加厚朴杏子汤方 于桂枝汤方内加厚朴二两，杏仁五十个，去皮尖。余依前法。

> 大下以后，不可更行桂枝汤，汗出而喘，无大热，可与麻黄杏子甘草石膏汤。

太阳病，过经十余日，反再三下之，后四五日，柴胡证续在，先与小柴胡汤，呕止小安。其人郁郁微烦者，为未解，与大柴胡汤，下之则愈。 呕止小安一作呕不止心下急

> 凡柴胡汤证而下之，柴胡证不罢者，复与柴胡汤，必蒸蒸而振，却发热汗出而解。

伤寒，十三日不解，胸胁满而呕，日晡所发潮热而微利，此本当柴胡汤下之。不得利，今反利者，故知医以丸药下之，非其治也。潮热者，实也，先再服小柴胡汤以解其外，后属柴胡加芒硝汤。

小柴胡汤方 柴胡_{二两十六铢，苦平} 黄芩_{苦平} 人参_{甘微寒} 甘草_{炙，甘平} 生姜

辛温，各_{一两，切} 半夏^{一合}_{洗，辛平} 大枣^{四枚}_{擘，甘平}

右七味，以水四升，煮取二升，去滓。温分再服，以解其外，不解更作。

柴胡加芒硝汤方 右以前七味，以水七升，下芒硝三合，大黄四分，桑螵蛸五枚，煮取一升半，去滓。温服五合，微下即愈。本云：柴胡汤再服以解其外，余二升加芒硝、大黄、桑螵蛸也。

伤寒五六日，其人已发汗，而复下之，胸胁满微结，小便不利，渴而不呕，但头汗出，往来寒热，心烦，此为未解，属柴胡桂枝干姜汤。

柴胡桂枝干姜汤方 柴胡^{八两}_{苦平} 桂枝^{三两}_{辛温} 干姜^{二两}_{辛温} 栝楼根^{四两，}_{苦寒} 黄芩^{三两}_{苦平} 牡蛎^{二两}_{熬，咸平} 甘草^{二两，}_{炙，甘平}

右七味，以水一斗二升，煮取六升，去滓，更煎。温服一升，日二服。初服微烦，汗出愈。

伤寒八九日，下之，胸满烦惊，小便不利，谵语，一身不可转侧，属柴胡加龙骨牡蛎汤。

柴胡加龙骨牡蛎汤方 柴胡^{四两，}_{苦平} 黄芩_{苦平} 人参^{甘微}_寒 生姜^{切，}_{辛温} 龙骨_{甘平} 牡蛎^{熬，}_{咸平} 桂枝_{辛温} 茯苓_{甘平} 铅丹^{辛微寒，}_{各一两半} 大黄^{二两}_{苦寒} 半夏^{一合半，}_{洗，辛平} 大枣^{六枚，}_{擘，甘平}

右一十二味，以水八升，煮取四升，内大黄，切如棋子大，更煮一二沸，去滓。温服一升。本云：柴胡汤，今加龙骨等。

【解读】

在表用汗法，在里之上实者用吐法，在里之中下实热者用下法，治疗后亦会出现各种变证，本篇即列出这些条文。

值得注意的是：对小柴胡汤方证的论广一条，论述到"先宜（再）小柴胡汤以解其外，后属柴胡加芒硝汤"，说明张仲景论广《汤液》时，认识到人患病后，不但出现表证和里证，还有半表半里证，这里的"解其外"，不是指解表，而是指里之外，即半表半里，不可不知。

○发汗吐下后上篇下

太阳病，吐下发汗后，微烦，小便数，大便因坚，可与小承气汤，和之则愈。

伤寒，吐下后未解，不大便五六日至十余日，其人日晡所[1]发潮热，不恶寒，独语如见鬼神之状。若剧者，发则不识人，循衣妄撮，怵惕不安，微喘直视，脉弦者生，涩者死。微者，但发热谵语，属大承气汤。若下者，勿复服。

伤寒十三日，过经而谵语，内有热也，当以汤下之。小便利者，大便当坚而反利，其脉调和者，知医以丸药下之，非其治也。自利者，其脉当微厥，今反和者，此为内实，属调胃承气汤证。

【注释】

① 日晡所：下午申时（下午 3:00—5:00）左右。晡：音 bū，申时。《淮南子·天文训》："（日）至于悲谷，是谓晡时。"所：通"许"，左右，表示对数量的约略估计。《史记·留侯世家》："父去里所，复还。"

【解读】

本篇列为《汤液》原文者 1 条，论广者 2 条，皆是论述汗、吐、下后，因津液伤入里，易出现承气汤方证。

○发汗吐下后中篇上

太阳病，下之，其脉促，胸满者，属桂枝去芍药汤。若微寒[1]，属桂枝去芍药加附子汤。

桂枝去芍药汤方 于桂枝汤方内去芍药。余依前法。

桂枝去芍药加附子汤方 于桂枝汤方内去芍药，加附子一枚，炮，去皮，破八片。余依前法。

伤寒，医下之，续得下利，清谷不止，身体疼痛，急当救里。身体疼痛，清便自调，急当救表。救里宜四逆汤，救表宜桂枝汤。

太阳病三日，已发其汗，吐下温针而不解，此为坏病，桂枝汤复不中与也。观其脉证，知犯何逆，随证而治之。

下以后，复发其汗，必振寒，又其脉微细，所以然者，内外俱虚故也。

大汗，若大下而厥冷者，属四逆汤证。

下以后，复发其汗者，则昼日烦躁不眠，夜而安静，不呕不渴而无表证，其脉沉，身无大热，属干姜附子汤。

干姜附子汤方　干姜$_{辛温}^{一两}$，　附子$_{破八片，辛温}^{一枚，生，去皮，}$

右二味，以水三升，煮取一升，去滓。顿服即安。

发汗、吐下以后不解，烦躁，属茯苓四逆汤。

茯苓四逆汤方　茯苓$_{甘平}^{四两}$，　人参$_{甘微寒}^{一两}$，　甘草$_{炙，甘平}^{二两}$，　干姜$_{辛温}^{一两半}$，

附子$_{破八片，辛温}^{一枚，生，去皮，}$

右五味，以水五升，煮取二升，去滓。温服七合，日三服。

【注释】

① 若微寒：应是"脉微，寒"。

【解读】

本篇列为《汤液》原文者 2 条，论广 1 条，遗论 4 条。桂枝去芍药加附子汤方证，是太阳病发汗后，津虚但证仍在表，故治疗仍用发汗法，但属阴证，故加温阳强壮的附子。伤寒是表实证，治应用麻黄汤发汗，但医者误用下法，使邪入里，但表未解，这时的表，因下后津伤，不再是伤寒证而是中风证，故解表必用桂枝汤。如果下利清谷不止，是里虚寒甚，这时要急救太阴里，用四逆汤治疗。这是经方重要的治疗法则，其遗论继承和补充了这一科学法则。

○发汗吐下后中篇下

阳明病，下之，其外有热，手足温，不结胸，心中懊憹，苦饥不能食，但头汗出，属栀子汤证。

伤寒五六日，大下之，身热不去，心中结痛者，未欲解也，属栀子汤证。

伤寒，医以丸药大下之，身热不去，微烦，属栀子干姜汤。

栀子干姜汤方 _{此与下栀子厚朴汤方内，均应有豉。而无者，必为传抄者误遗之故} 栀子_{十四枚，擘，苦寒} 干姜_{二两，辛温}

右二味，以水三升半，煮取一升半，去滓。分二服。温进一服，得吐者，止后服。伤寒下后，烦而腹满，卧起不安，属栀子厚朴汤。

栀子厚朴汤方 栀子_{十四枚，擘，苦寒} 厚朴_{四两，炙，苦温} 枳实_{四枚，炙，苦寒}

右三味，以水三升半，煮取一升半，去滓。分二服。温进一服，得吐者，止后服。

太阳病不解，转入少阳，胁下坚满，干呕不能食饮，往来寒热，而未吐下，其脉沉紧，可与小柴胡汤。若已吐下、发汗、温针，谵语，柴胡证罢，此为坏病，知犯何逆，以法治之。

发汗吐下后，虚烦不得眠，剧者，反覆颠倒，心中懊憹，属栀子汤。若少气，栀子甘草汤。若呕，栀子生姜汤。若腹满，栀子厚朴汤。

栀子甘草汤方 于栀子汤中加甘草二两即是。

栀子生姜汤方 于栀子汤中加生姜五两即是。

伤寒，吐下后七八日不解，热结在里，表里俱热，时时恶风，大渴，舌上干燥而烦，欲饮水数升，属白虎汤_{一作白虎加人参汤①}。

大下后，口燥，里虚故也。

【注释】

① 一作白虎加人参汤：证有大渴，故以白虎加人参汤为是。

【解读】

本篇列为《汤液》原文者 2 条，论广 3 条，遗论 2 条，皆论述出现的阳明里证。

○发汗吐下后下篇上^{附差后劳复}

太阳病，先下而不愈，因复发其汗，表里俱虚，其人因冒^①，冒家当汗出自愈。所以然者，汗出表和故也。表和里未和，然后复下之。

凡病，若发汗、若吐、若下、若亡血，无^②津液，而阴阳自和者，必自愈。

大下后发汗，其人小便不利，此亡津液，勿治，其小便利，必自愈。

吐下发汗后，其人脉平而小烦者，以新虚不胜谷气故也。

病人脉已解，而日暮微烦者，以病新差，人强与谷，脾胃气尚弱，不能消谷，故令微烦，损谷即愈。

伤寒差已后^③，更发热，小柴胡汤主之。脉浮者，以汗解之。脉沉实者，以下解之。

伤寒后，脉沉，沉为内实，下之解，属大柴胡汤证。

伤寒，汗出，若吐下解后，心下痞坚，噫气不除者，属旋覆代赭汤。

旋覆代赭汤方　旋覆花^{三两，咸温}　人参^{二两，甘微寒}　生姜^{五两，切，辛温}　代赭石^{一两，碎，苦寒}　甘草^{三两，炙，甘平}　半夏^{半升，洗，辛平}　大枣^{十二枚，擘，甘平}

右七味，以水一斗，煮取六升，去滓。温服一升，日三服。

伤寒解后，虚羸少气，气逆欲吐，竹叶石膏汤主之。

竹叶石膏汤方　竹叶^{二把，苦平}　半夏^{半升，洗，辛平}　麦门冬^{一升，去心，甘平}　甘草^{炙，甘平}

人参^{甘微寒，}_{各二两}　　石膏^{一斤，碎，}_{辛微寒}　　粳米^{半升，}_{甘平}

右七味，以水一斗，煮取六升，去滓，内粳米熟，汤成。温服一升，日三服。

大病已后，劳复，枳实栀子汤主之。若有宿食，内大黄如博棋子大五枚，服之愈。

枳实栀子汤方　　枳实^{三枚，}_{炙，苦寒}　　豉^{一升，绵}_{裹，苦寒}　　栀子^{十四枚，}_{擘，苦寒}

右三味，以酢浆七升，先煎取四升，次内二味，煮取二升，内豉煮五六沸，去滓。分温再服。

大病已后，腰以下有水气，牡蛎泽泻散主之。

牡蛎泽泻散方　　牡蛎^{熬，}_{咸平}　　泽泻^{甘寒}　　蜀漆^{洗，}_{辛平}　　商陆^{辛平}　　葶苈^{熬，}_{辛寒}

海藻^{洗，}_{苦寒}　　栝楼根^{苦寒，}_{各等分}

右七味，捣为散，饮服方寸匕，日三服。小便即利。

大病已后，其人喜唾，久久不了，胸上有寒，当温之，宜理中丸。

理中丸方　　人参^{甘微}_寒　　干姜^{辛温}　　甘草^{炙，}_{甘平}　　白术^{苦温，各}_{三两}

右四味，捣，筛为末，蜜和丸，如鸡子黄许大。以沸汤数合，和一丸，研碎，温服，日三夜二。腹中未热，益至三四丸，然不及汤。

下利差，至其年月日时复发，此为病不尽，当复下之，宜大承气汤。

【注释】

①冒：通"眊"，眩晕，昏晕。张机《金匮要略·妇人产后病脉证治》："血虚而厥，厥而必冒。"

②无：《脉经》为"无"，赵本《伤寒》第58条为"亡"。

③伤寒差已后：本条见《玉函》。赵本第394条为："伤寒差以后更发热，小柴胡汤主之；脉浮者，以汗解之；脉沉实者，以下解之。"

【解读】

本篇列为《汤液》原文者1条，论广4条，遗论7条。主要论述汗、吐、下后，津虚入里出现的证候、治疗和预后。其中有实有虚，亦有表有里，用八纲分析可判断其六经和方证。

○发汗吐下后下篇下 阴阳易

伤寒，阴阳易之为病，其人身体重，少气，少腹里急，或引阴中拘挛，热上冲胸，头重不欲举，眼中生花，痂胞赤①，膝胫拘急，烧裈②散主之。

烧裈散方　妇人里裈近阴处烧灰。

右一味，水和，服方寸匕，日三。小便即利，阴头微肿，此为愈。

【注释】

①痂胞赤：疥疮色赤。赵开美覆刻宋本《伤寒论》、成无己《注解伤寒论》、《千金要方》及《外台秘要》无此三字。《金匮玉函经》作"眼胞赤"。痂：音jiā，《说文》："痂，疥也。"段玉裁注云："痂本谓疥，后人乃谓疮所蜕鳞为痂，此古义今义之不同也。"胞：疮疾。《战国策·楚策》："夫疠虽痈肿胞疾，上比前世，未至绞缨射股。"

②裈：音kūn，满裆裤。段玉裁注云："今之套裤，古之绔也；今之满裆裤，古之裈也。"即内裤。

【解读】

本篇仅1条，因条文冠首"伤寒"二字，杨绍伊列为张仲景论广，有待商讨。当知汉前已有阴阳易证治，汉墓马王堆医书有此记载。

本卷与卷二的内容大致为《伤寒论》内容，分篇以"可不可汗下吐"及"汗下吐后"为标题，反映了经方发展的漫长的历史过程，即在《神农本草经》时代用单方治病，在《汤液》时代以复方治病，其治疗方法是"本草石之寒温，量疾病之浅深"，即以八纲指导辨证和用药。由《本经》到《汤液》到《伤寒》反映了方证经验的整理过程。

值得注意的是，本卷的分篇说明从《本经》到《汤液》皆是以八纲为理论，即病在表用汗法不能用吐下，而病在里则不能用汗法，治里则又分里之上用吐法，不能用下法，而里之下、中证，不能用吐法。在汗、吐、下后，出现许多变证，对这些变证的治疗经验积累，发展至东汉便出现杨绍伊先生所谓的论广和遗论，这些论广和遗论实际不仅限于张仲景和其弟子，是包括诸多的经方家。其共同点，是对八纲辨证理论进行总结充实，经过漫长的历史发展过程，在东汉出现了理论的突破，即认识到病有在表者，有在里者，还有在半表半里者，对"量疾病之浅深"有了进一步认识。这对六经辨证的形成至关重要，卷一的六经提纲，亦是其理论发展的反映。

汤液经卷三终

汤液经卷四

〔商〕伊尹著 〔汉〕张机广论《胎胪药录》《平脉辨证》又广

成都杨师尹绍伊 考次

华阳刘复民叔 补修

◎结胸痞第十四 此篇以下，皆论卒病。凡卒病皆当分伤寒温病。皆当遵治伤寒温病之可不可诸法以治之

○结胸痞上篇上

太阳病，重发其汗而复下之，不大便五六日，舌上燥而渴，日晡所小有潮热，心胸大烦，从心下至少腹坚满而痛，不可近，属大陷胸汤。小结胸者，正在心下，按之即痛，其脉浮滑，小陷胸汤主之。若寒实结胸，无热证者，与三物小白散。

大陷胸汤方 大黄六两，苦寒 甘遂末一钱匕，苦寒 芒消一升，苦寒

右三味，以水六升，先煮大黄，取二升，去滓，内芒消，煎一两沸，内甘遂末。分，再服。一服得快利，止后服。

小陷胸汤方　黄连^{一两，}_{苦寒}　半夏^{半升，洗，}_{辛平}　栝楼实^{大者一枚，}_{苦寒}

右三味，以水六升，先煮栝楼，取三升，去滓，内诸药，煮取二升，去滓。分温三服。

三物小白散方　桔梗^{十八铢，}_{辛微温}　巴豆^{六铢，去皮心，熬赤}_{黑，研如脂，辛温}　贝母^{十八铢，}_{辛平}

右三味，捣为散，内巴豆，更于臼中治之。白饮和服，强人半钱匕，羸者减之。病在上即吐，在下即利，不利，进热粥一杯；利不止，进冷粥一杯^{一云"冷}_{水一杯"}。

　　病发于阳而反下之，热入因作结胸；发于阴而反下之，因作痞。结胸者，下之早，故令结胸。

　　伤寒^①，六七日，结胸，热实，其脉沉紧，心下痛，按之如石坚，与大陷胸汤。

　　伤寒，十余日，热结在里，复往来寒热，属大柴胡汤证。但结胸，无大热，此为水结在胸胁，头微汗出，与大陷胸汤。

太阳病，医发其汗，遂发热而恶寒，复下之则心下痞，此表里俱虚，阴阳气并竭，无阳则阴独，复加火针，因而烦，面色青黄，肤瞤如此者，为难治；面色微黄，手足温者，易愈。心下痞，按之自濡，关上脉浮者，大黄黄连泻心汤主之。心下痞，而复恶寒汗出者，附子泻心汤主之。

大黄黄连泻心汤方　大黄^{二两，}_{苦寒}　黄连_{苦寒}　黄芩^{苦平，}_{各一两}

右三味，以麻沸汤二升渍之，须臾去滓。分温再服。^{此方旧遗黄芩一味，}_{今据《金匮》泻心汤}方文补^②

附子泻心汤方　附子^{一枚，炮，别}_{煮取汁，辛温}　大黄^{二两，}_{苦寒}　黄连_{苦寒}　黄芩^{苦平，}_{各一两}

右四味，切三味，以麻沸汤二升渍之，须臾去滓，内附子汁。分温再服。

　　脉浮紧而下之，紧反入里则作痞，按之自濡，但气痞耳。

　　伤寒五六日，呕而发热，柴胡汤证具，而以他药下之，柴胡证仍在，复与柴胡汤。此虽已下，不为逆也，必蒸蒸而振，却发热汗出而解。若心下满而坚痛者，已为结胸，属大陷胸汤。若但满而不痛者，此为痞，柴胡复不中与也，属半夏泻心汤。本以下之，故心下痞与之泻心汤，其痞不解。其人渴而口燥烦，小便不利者，与五苓散一本言，忍之一日，乃愈。

半夏泻心汤方　半夏^{半升，}_{洗，辛平}　黄芩_{苦平}　干姜_{辛温}　人参^{甘微}_寒　甘草^{炙，甘平}_{各三两}　黄连^{一两，}_{苦寒}　大枣^{十二枚，}_{擘，甘平}

右七味，以水一斗，煮取六升，去滓。温服一升，日三服。

伤寒，大下后，复发其汗，心下痞，恶寒者，表未解也，不可攻其痞，当先解表，表解乃攻其痞。解表属桂枝汤，攻痞属大黄黄连泻心汤。

【注释】

① 伤寒：原文即低两格，按作者考次，凡以"伤寒"二字开头之条文，均为张仲景论广，故当低一格，本条可疑为王叔和撰次，故低二格。

《伤寒》第154条为大黄黄连泻心汤方证；《金匮要略·惊悸吐衄下血胸满瘀血病脉证治》为泻心汤方证。此条文当是大黄黄连泻心汤方证，是两个不同的方证，故不应加黄芩。

【解读】

本篇主要论述大陷胸汤方证、小陷胸汤方证、大黄黄连泻心汤方证，它们都属阳明里实热证；附子泻心汤适用于治疗上热下寒的太阴阳明合病证；而半夏泻心汤适用于治疗上热下寒的厥阴病证。这些方证都可见于急性病和慢性病，不论是《汤液》原文，还是论广、遗论，都是论述原是太阳的伤寒或是中风不论汗下后不愈传里或半表半里而成，但由于不同症状表现而用不同的方药治疗。故本篇仍属讨论与伤寒有关的变证，无论《汤液》还是《伤寒》均未分伤寒和杂病，是王叔和及后世医家不明六经实质才误分。

○ 结胸痞上篇下_{附颈项强}

太阳与少阳并病，头痛，颈项强而眩冒，时如结胸，心下痞坚，当刺大杼第一间、肺俞、肝俞。慎不可发汗，发汗则谵语，谵语则脉弦。谵语五日不止，当刺期门。

结胸者，项亦强，如柔痉状，下之即和，宜大陷胸丸。

大陷胸丸方　大黄^{八两，苦寒}　葶苈子^{熬，辛寒}　杏仁^{去皮尖，两仁者，甘温}　芒消^{苦寒，各半升}

右四味，和，捣取如弹丸一枚，甘遂末一钱匕，白蜜一两，水二升，合，煮取一升。温顿服。一宿乃下，如不下，更服，取下为效。

太阳与少阳并病，心下痞坚，颈项强而眩，勿下之。《千金》本"而眩"下有"宜刺大椎肺俞肝俞"八字

伤寒四五日，身体热，恶风，颈项强，胁下满，手足温而渴，属小柴胡汤证。

得病六七日，脉迟浮弱，恶风寒，手足温，医再三下之，不能食，其人胁下满痛，面目及身黄，颈项强，小便难，与柴胡汤后，必下重。本渴，饮水而呕，柴胡汤不复中与也，食谷者哕。此条宜茵陈五苓散。方见《金匮》

服桂枝汤、下之，头项强痛，翕翕发热，无汗，心下满，微痛，小便不利，属桂枝去桂加茯苓白术汤。

桂枝去桂加茯苓白术汤方　茯苓^{甘平}　白术^{苦温，各三两}

右于桂枝汤中，惟除去桂枝一味，加此二味为汤。服一升，小便即利。本云：桂枝汤，今去桂枝加茯苓、白术。

【解读】

本篇主要论述大陷胸丸、小柴胡汤、桂枝去桂加茯苓白术汤方证。应明了大陷胸证，是由于太阳表不解入里，并与水热结于胸胁而致的阳明里热实证，适宜用大陷胸汤或丸治疗，因都有心下痞坚或称痞满，故放在一起讨论，未尝不可。不过要知道，小柴胡汤方证的心下痞是胃虚，并具有少阳病特点；桂枝去桂加茯苓白术汤方证的心下满是内有停饮，并有外邪，即太阳太阴合病特

点。这些方证皆可见于急性病和慢性病。

○结胸痞下篇上

太阳、少阳并病，而反下之，成结胸，心下坚，下利不复止，水浆不肯下，其人必心烦。

太阳中风，下利，呕逆，表解乃可攻之。其人漐漐汗出，发作有时，头痛，心下痞坚满，引胁下痛，呕即短气，汗出不恶寒，此为表解里未和，属十枣汤证。

十枣汤方　芫花^{熬,辛温}　甘遂^{苦寒}　大戟^{苦寒,各等分}

右三味，捣为散，以水一升五合，先煮大枣十枚，取八合，去枣。强人内药末一钱匕，羸人半钱匕，温服。平旦服，若下少不利者，明旦更服，加半钱，得快下，糜^①粥自养。

伤寒，发热汗出不解，后心中痞坚，呕而下利，属大柴胡汤。

伤寒，汗出解之后，胃中不和，心下痞坚，干噫食臭，胁下有水气，腹中雷鸣而利，属生姜泻心汤。

生姜泻心汤方　生姜^{四两,切,辛温}　半夏^{半升,洗,辛平}　干姜^{一两,辛温}　黄连^{一两,苦寒}

人参^{甘微寒}　黄芩^{苦平}　甘草^{炙,甘平,各三两}　大枣^{十二枚,擘,甘平}

右八味，以水一斗，煮取六升，去滓。温服一升，日三服。

伤寒中风，医反下之，其人下利，日数十行，谷不化，腹中雷鸣，心下痞，坚而满，干呕而烦，不能得安。医见心下痞，为病不尽，复重下之，其痞益甚，此非结热，但胃中虚，客气上逆，故使之坚，属甘草泻心汤。

甘草泻心汤方　甘草^{四两,炙,辛平}　黄芩^{苦平}　干姜^{辛温,各三两}　黄连^{一两,苦寒}　半夏^{半升,洗,辛平}　大枣^{十二枚,擘,甘平}　（一方有人参三两）

右六味，以水一斗，煮取六升，去滓。温服一升，日三服。

伤寒，服汤药而下利不止，心下痞坚，服泻心汤已，后以他药下之，利不止。医以治中与之，治中。一本作理中。利益甚，治中理中焦，此利在下焦，属赤石脂禹余粮汤。若不止者，当利其小便。

赤石脂禹余粮汤方　赤石脂^{一斤，碎，}_{甘平}　禹余粮^{一斤碎，}_{甘寒}

右二味，以水六升，煮取二升，去滓。分温三服。

【注释】

① 糜：音 mí，通"糜"，烂。《易林·艮之损》："卵与石斗，糜碎无疑。"

【解读】

本篇主要论述十枣汤、大柴胡汤、生姜泻心汤、甘草泻心汤、赤石脂禹余粮方证。诸方证不是结胸证，因与结胸有相似处，故在一起讨论。十枣汤方证是由太阳中风传变而来，外邪与水结于胸胁出现心下痞坚满，为阳明里实热夹水证，故以十枣汤治之。大柴胡汤方证亦见心下痞坚，是由太阳伤寒传入半表半里及里，而呈现少阳阳明合病。生姜泻心汤和甘草泻心汤方证都见心下痞，其心下痞是由于胃虚下寒，而呈上热下寒的厥阴病证；赤石脂禹余粮丸方证，原是伤寒，由于误下致里虚寒出现下利太阴病证。

○结胸痞下篇下

太阳病二三日，终不能卧，但欲起者，心下必结。其脉微弱者，此本寒也，而反下之，利止者，必结胸；未止者，四五日复重下之，此挟热利也。

太阳病，外证未除，而数下之，遂挟热而利不止，心下痞坚，表里不解，属桂枝人参汤。

桂枝人参汤方　桂枝^{四两，别}_{切，辛温}　甘草^{四两，}_{炙，甘平}　白术_{苦温}　人参^{甘微}_寒　干姜^{辛温，}_{各三两}

右五味，以水九升，先煮四味，取五升，去滓，内桂更煮，取三升，去滓。温服一升，日再夜一服。

病者胁下素有痞，而下，在脐旁痛引少腹，入阴侠阴筋，此为脏结，死。

病者手足厥冷，言我不结胸，小腹满，按之痛，此冷结在膀胱、关元也。

问曰：病有结胸，有脏结，其状何如？答曰：按之痛，其脉寸口浮，关上自沉，为结胸。何谓脏结？曰：如结胸状，饮食如故，时下利，阳脉浮，关上细沉而紧，名为脏结。舌上白胎滑者，为难治。

脏结无阳证，寒而不热，其人反静，舌上胎滑者，不可攻也。

结胸证，其脉浮大不可下，下之即死。

结胸证悉具，而烦躁者，死。

【解读】

本篇只论述了桂枝人参汤方证，其有心下痞坚是胃虚寒，为太阳中风传里呈太阳太阴合病。

值得说明的是，杨绍伊先生小注"此篇以下，皆论卒病，凡卒病皆当分伤寒温病，皆当遵治伤寒温病之可不可诸法治之"，把卒病即杂病又分伤寒和温病，使人不理解。

◎腹痛第十五附宿食

少阴病，二三日不已，至四五日，腹痛，小便不利，四肢沉重疼痛而利，此为有水气。其人或咳，或小便不利，或下利，或呕，玄武汤主之。

玄武汤方 茯苓甘平 芍药苦平 生姜切，辛温，各三两 白术二两，苦温 附子一枚，炮，去皮，破八片，辛温

右五味，以水八升，煮取三升，去滓。温服七合。咳者加五味子半升，细辛一两，干姜一两；小便自利者，去茯苓；下利者，去芍药

加干姜二两；呕者，去附子加生姜，足前为半斤；利不止，便脓血者，宜桃花汤。

伤寒四五日，腹中痛，若转气，下趣少腹，为欲自利。

太阳病，医反下之，因腹满时痛，为属太阴，属桂枝加芍药汤；大实痛，桂枝加大黄汤。

桂枝加芍药汤方^{即加芍药三两，足前成六两}　桂枝^{二两，辛温}　芍药^{六两，苦平}　生姜^{三两，切，辛温}　甘草^{二两，炙，甘平}　大枣^{十二枚，擘，甘平}

右五味，以水七升，煮取三升，去滓。分温三服。

桂枝加大黄汤方　即于前方中加大黄二两即是。

人无阳证，脉弱，其人续自便利，设当行大黄、芍药者，减之，其人胃气弱，易动故也。

伤寒，阳脉涩，阴脉弦，法当腹中急痛，先与小建中汤，不差，与小柴胡汤。

小建中汤方　桂枝^{三两，辛温}　甘草^{二两，炙，甘平}　芍药^{六两，苦平}　生姜^{三两，切，辛温}　大枣^{十二枚，擘，甘平}　胶饴^{一升，甘微温}

右六味，以水七升，煮取三升，去滓，内饴。温服一升。呕家不可服，以甘故也。

伤寒，胸中有热，胃中有邪气，腹中痛，欲呕吐，黄连汤主之。

黄连汤方　黄连^{苦寒}　甘草^{炙，甘平}　干姜^{辛温}　桂枝^{辛温}　人参^{甘微寒，各三两}　半夏^{半升，洗，辛平}　大枣^{十二枚，擘，甘平}

右七味，以水一斗，煮取六升，去滓。温分五服，昼三夜二服。

发汗不解，腹满痛者，急下之，宜大承气汤。

病腹中满痛，为实，当下之，宜大承气汤。

病者五六日不大便，绕脐痛，躁烦，发作有时，此为有燥屎，故使不大便也。大下后，六七日不大便，烦不解，腹满痛，此有燥屎也。所以然者，本有宿食故也，宜大承气汤。

问曰：人病有宿食，何以别之？师曰：寸口脉浮大，按之反涩，尺中亦微而涩，故知有宿食，当下之，宜大承气汤。^{涩字当是数字之讹。涩、数音} ^{近，故易致误也。观下条之文，自明}

脉滑而数者，有宿食，当下之。

【解读】

本篇列为《汤液》原文者 2 条，论广 3 条，遗论 6 条。玄武汤方证出现的腹痛是少阴太阴合病，即外邪内饮所致；桂枝加芍药汤、桂枝加大黄汤方证为太阳阳明合病；小建中汤方证为太阳太阴合病；小柴胡汤方证为少阳太阴合病；黄连汤方证为厥阴病；大承气汤方证为阳明里实病。说明临床治腹痛必先辨六经，再辨方证，不是伤寒杂病之分。

◎呕吐哕第十六 《正字通》引方书云：有物无声曰吐，有声无物曰哕，有物有声曰呕

○呕吐哕上篇

太阳与阳明合病，不下利，但呕，属葛根加半夏汤。

葛根加半夏汤方^{即于葛根汤中加半}^{夏半升，洗即是}　　葛根^{四两，}^{甘平}　　麻黄^{三两，去}^{节，苦温}　　桂枝^{辛温}　芍药^{苦平}　甘草^{甘平，炙，}^{各二两}　　生姜^{三两，}^{切，辛温}　大枣^{十二枚，}^{擘，甘平}　半夏^{半升，洗，}^{辛平}

右八味，以水一斗，煮麻黄、葛根，减二升，去上沫，内诸药，煮取三升，去滓。分温三服，不须与粥，取微汗。

呕而发热，小柴胡汤主之。

呕吐，而病在膈上，后必思水者，解，急与猪苓散，饮之水亦得也。《千金》^{作五苓散}

猪苓散方　猪苓^{甘平}　茯苓^{甘平}　白术^{苦温，}^{各等分}

右三味，杵为散。饮服方寸匕，日三服。

伤寒，呕多，虽有阳明证，不可攻之。

伤寒，本自寒呕，医复吐之，寒膈更甚，饮食入即出，属干姜黄芩黄连人参汤。

干姜黄芩黄连人参汤方　　干姜_{辛温}　黄芩_{苦平}　黄连_{苦寒}　人参_{甘微寒，各三两}

右四味，以水六升，煮取二升，去滓。分温再服。

病人脉数，数为有热，当消谷引食，反吐者，医发其汗，阳微，膈气虚，脉则为数，数为客阳，不能消谷，胃中虚冷，故令吐也。

食谷而呕者，属阳明，吴茱萸汤主之。得汤反剧者，属上焦也。

吴茱萸汤方_{见后吐利门}

干呕，吐涎沫而复头痛，吴茱萸汤主之。

呕而脉弱，小便复利，身有微热，见厥难治，四逆汤主之。

夫呕家有痈脓，不可治呕，脓尽自愈。

【解读】

本篇名之为呕吐哕，主要论述了葛根加半夏汤方证、小柴胡汤方证、猪苓散方证、干姜黄芩黄连人参汤方证、吴茱萸汤方证、四逆汤方证。要知这些方不是专治呕吐之方，而重在辨六经，如葛根加半夏汤是适应于太阳阳明合病见呕者；小柴胡汤适应于少阳病见呕者；猪苓散适应于阳明病夹饮证见呕者；吴茱萸汤和四逆汤适应于太阴里虚寒见呕者；干姜黄芩黄连人参汤和乌梅丸适应于厥阴病见呕者。《伤寒》治病是先辨六经，继辨方证，对呕吐哕亦是如此。

○呕吐哕下篇上

太阳中风，发热六七日，不解而烦，有表里证，渴欲饮水，水入而吐，此为水逆，五苓散主之。_{论首"中风"二字之上。旧脱"太阳"二字。今补正}

阳明病，胃中虚冷，其人不能食，饮水即哕，若脉浮迟，表热里寒，下利清谷，四逆汤主之。

伤寒，大吐大下之，极虚，复极汗者，其人外气怫郁，复与之水，

160

以发其汗，因得哕，所以然者，胃中寒冷故也。

伤寒，哕而腹满，视其前后，知何部不利，利之则愈。

【解读】

五苓散方证，是外邪内饮亦即太阳太阴合病；四逆汤方证是太阴里虚寒，说明治呕吐哕，亦必先辨六经。

○呕吐哕下篇下_{吐蛔}

伤寒，脉微而厥，至七八日，肤冷，其人躁无暂安时，此为脏厥，非为蛔厥也。蛔厥者，其人当吐蛔。令^{此字，各本均作令，与文义不洽，疑当是今字之讹}病者静，而复时烦，此为脏寒，蛔上入其膈，故烦，须臾复止，得食而呕；又烦者，蛔闻食臭必出，其人常自吐蛔。蛔厥者，乌梅丸主之^{又主久痢}。

乌梅丸方　乌梅_{三百枚，酸平}，　细辛_{六两，辛温}，　干姜_{十两，辛温}，　黄连_{十六两，苦寒}，　当归_{四两，甘温}，　蜀椒_{四两，出汗，辛温}，　附子_{六两，炮，辛温}，　桂枝_{六两，辛温}，　人参_{六两，甘微寒}，　黄柏_{六两，苦寒}

右一十味，异捣，合治之。以苦酒渍乌梅一宿，去核蒸之五斗米下，捣成泥，和诸药，令相得，臼中与蜜杵千下，丸如梧桐子大。先食饮，服十丸，日三服，少少加至二十丸。禁生冷、滑物、臭食等。

病人有寒，复发其汗，胃中冷，必吐蛔。

【解读】

乌梅丸治吐蛔，是因上热下寒，其治不在治呕，而在温下寒清上热，这是厥阴病的治则。

◎吐利第十七

○吐利上篇

少阴病，下利，脉微涩者，即呕，行[①]者必数，更衣[②]反少，当温，其上灸之。<small>旧注云：一云灸厥阴可五七壮。案：当温句，言当温之也。其上灸之者，谓灸少阴也</small>

少阴病，下利，脉微，服白通汤，利不止，厥逆，无脉，干呕，烦者，白通加猪胆汁汤主之。

白通汤方　附子<small>一枚，生，去皮，破八片，辛温</small>　干姜<small>一两，辛温</small>　葱白<small>四茎，辛温</small>

右三味，以水三升，煮取一升，去滓。分温再服。

白通加猪胆汁汤方　猪胆汁<small>十合</small>　人屎<small>五合</small>

右二味，内前汤中，和，令相得。温分再服。若无胆，亦可用。服汤脉暴出者，死；微续者，生。

少阴病，吐利，手足逆，烦躁欲死者，吴茱萸汤主之。

吴茱萸汤方　吴茱萸<small>一升，辛温</small>　人参<small>三两，甘微寒</small>　生姜<small>六两，切，辛温</small>　大枣<small>十二枚，擘，甘平</small>

右四味，以水七升，煮取二升，去滓。温服七合，日三服。

吐利，汗出，发热，恶寒，四肢拘急，手足厥，四逆汤主之。

既吐且利，小便复利，而大汗出，下利清谷，内寒外热，脉微欲绝，四逆汤主之。

吐已下断，汗出而厥，四肢拘急不解，脉微欲绝，通脉四逆加猪胆汁汤主之。

通脉四逆加猪胆汁汤方<small>即于通脉四逆汤中加猪胆汁半合，即是</small>　甘草<small>二两，炙，甘平</small>　附子<small>大者一枚，生，去皮，破八片，辛温</small>　干姜<small>三两，强人可四两，辛温</small>　猪胆汁<small>半合</small>

右四味，以水三升，煮取一升二合，去滓。分温再服，服之其脉即出。无猪胆以羊胆代之。

吐利止，而身体痛不休，当消息③和解其外，宜桂枝汤小和之。

【注释】

① 行：指小便。

② 更衣：指大便。

③ 消息：将息，调养。《魏书·李顺传》："腰脚不随，不堪拜伏，比三五日消息，小差当相见。"

【解读】

本篇主要论述了吴茱萸汤、四逆汤、通脉四逆加猪胆汁汤、白通加猪胆汁汤等用治吐利。

应当指出的是白通加猪胆汁条，其方当是通脉四逆加猪胆汁之误（参见胡希恕有关论述）。

○吐利下篇

少阴病，下利六七日，咳而呕渴，心烦不得眠，猪苓汤主之。

问曰：病有霍乱者何？答曰：呕吐而利，此为霍乱。

问曰：病者发热，头痛，身体疼，恶寒而复吐利，当属何病？

答曰：当为霍乱。霍乱吐利止而复发热也。伤寒①，其脉微涩，本是霍乱，今是伤寒^{今即也}，却四五日，至阴经阳转入阴，必吐利，本素②呕、下利者，不治。若其人即欲大便，但反失气而不利者，是为属阳明，必坚，十三日愈。所以然者，经尽故也。下利后当坚，坚，能食者，愈。今反不能食，到后经中颇能食，复一经能食，过之一日当愈。若不愈，不属阳明也。

霍乱而头痛，发热，身体疼痛，热多，欲饮水者，属五苓散；寒多，不用水者，理中汤主之。

理中汤方　人参^{甘微寒}　干姜^{辛温}　甘草^{炙，甘平}　白术^{苦温，各三两}

右四味，以水八升，煮取三升，去滓。温服一升，日三服。脐上筑者，为肾气动，去术加桂四两；吐多者，去术加生姜三两；

下利多者，复用术；悸者，加茯苓二两；渴者，加术至四两半；腹中痛者，加人参至四两半；寒者，加干姜至四两半；腹满者，去术加附子一枚，服药后如食顷，饮热粥一升，微自温暖，勿发揭衣被。

【注释】

① 伤寒：未另起行，原文如此，即未做论广看待。

② 素：一向，一直以来。《公孙龙子·迹府》："素闻先生高谊，愿为弟子久。"

【解读】

本篇列为《汤液》原文1条，遗论3条。主要论述猪苓汤、五苓散、理中汤方证，三方都治吐利，但适应证不同，猪苓汤用于阳明里热的吐利；五苓散用于外邪内饮的吐利；理中汤用于里虚寒的吐利。

◎下利第十八

○下利上篇

太阳与阳明合病而自利不呕者，属葛根汤。

葛根汤方　葛根_{四两，甘平}，麻黄_{三两，去节，苦温}　桂枝_{辛温}　芍药_{苦平}　甘草_{炙，甘平，各二两}

生姜_{三两，切，辛温}　大枣_{十二枚，擘，甘平}

右七味，以水一斗，煮麻黄、葛根，减二升，去上沫，内诸药，煮取三升，去滓。分温三服，不须与粥，取微汗。

太阳病，桂枝证，医反下之，遂利不止，其脉促者，表未解。喘而汗出，属葛根黄芩黄连汤。

葛根黄芩黄连汤方　葛根_{半斤，甘平}　甘草_{二两，炙，甘平}　黄芩_{苦平}　黄连_{苦寒，各三两}

右四味，以水八升，先煮葛根，减二升，内诸药，煮取二升，去滓。分温再服。

少阴病，四逆，其人或咳，或悸，或小便不利，或腹中痛，或泄[①]

利下重，四逆散主之。

四逆散方　甘草_{炙，甘平}　枳实_{炙，苦寒}　柴胡_{苦平}　芍药_{苦平，各十分}

右四味，捣为散。白饮和服方寸匕，日三服。咳者，加五味子、干姜各五分；兼主利；悸者，加桂五分；小便不利者，加茯苓五分；腹中痛者，加附子一枚，炮；洩①利下重者，先以水五升，煮薤白三升，取三升，去滓，以散三方寸匕内汤中，煮取一升半，分温再服。

　　下利，其脉浮大，此为虚，以强下之故也。设脉浮革，因尔肠鸣，当温之，与水即哕，属当归四逆汤。

　　下利后，身体疼痛，清便自调，急当救表，宜桂枝汤。

【注释】

① 洩：泄的异体字。

【解读】

　　下利为里证，不为阳明，即为太阴。本篇共5条，列为《汤液》原文者3条，主要论述了葛根汤、葛根黄芩黄连汤、四逆汤、桂枝汤、四逆散方证，它们都有各自的适应证。

　　葛根汤主治太阳伤寒而见项背强几几者，如合病阳明病下利，应先救表，表解利亦随治，不是说葛根汤专治下利。与之相类的桂枝汤1条："下利后，身体疼痛，清便自调，急当救表，宜桂枝汤。"是指里和表不解的桂枝汤方证，亦不是说桂枝汤专治下利。四逆汤是治里虚寒太阴下利，是下利常用方，但里热的下利是不能用的。葛根黄芩黄连汤适应于太阳阳明合病下利。四逆散是治疗由少阴病传入半表半里见下利证者。

○下利中篇上

阳明与少阳合病而利，脉不负者，为顺；负者，失也，互相刻贼①为负；滑而数者，有宿食，当下之，属大柴胡汤、承气汤证。

　　下利，不欲食者，有宿食，当下之，与大承气汤。

　　下利，反脉滑者，当有所去，下乃愈，宜大承气汤。

下利，脉迟而滑者，实也，利未欲止，当下之，宜大承气汤。

下利，三部脉皆浮，按其心下坚者，可下之，属大承气汤证。

三部脉皆浮，此据《千金》本
文。《脉经》本"浮"作"平"

下利而谵语，为有燥屎也，宜下之，小承气汤主之。

少阴病，下利清水。色青者，心下必痛。口干燥者可下之，属大柴胡汤、承气汤证。

【注释】

① 刻贼：亦称克贼，减损，伤害。刻：减损，削减。《荀子·礼论》："刻死而附生谓之墨，刻生而附死谓之惑。"贼：害，伤害。《墨子·非儒》："是贼天下之人者也。"

【解读】

本篇共 7 条，列为《汤液》原文者 2 条，遗论 5 条。此 7 条从脉证上看都属里实热阳明证，故以承气汤治之。须注意者，冠首少阴病 1 条，是开始患病之初是少阴证，因外邪盛，急速传里出现下利，呈现阳明里实热大承气汤证，故用大承气汤急攻下清里实热来治下利，不是少阴病本病见下利。

○下利中篇下

太阳与少阳合病，自下利者，与黄芩汤。若呕者，与黄芩加半夏生姜汤。

黄芩汤方　黄芩_{三两,苦平}，　芍药_{苦平}　甘草_{炙,甘平,各二两}　大枣_{一十二枚,擘,甘平}

右四味，以水一斗，煮取三升，去滓。温服一升，日再夜一服。

黄芩加半夏生姜汤方　半夏_{半升,洗,辛平}　生姜_{一两半,切,辛温}

右二味，加入前方中即是。

热利下重，白头翁汤主之。

白头翁汤方　白头翁_{二两,苦温}，　黄柏_{三两,苦寒}，　黄连_{三两,苦寒}，　秦皮_{三两,苦微寒}

右四味，以水七升，煮取二升，去滓。温服一升，不差，更服。

下利，欲饮水者，为有热，白头翁汤主之。

下利后更烦，按其心下濡者，为虚烦也，栀子豉汤主之。

【解读】

本篇共4条，列为《汤液》原文者1条，遗论3条。主要论述黄芩汤、黄芩加半夏生姜汤、白头翁汤、栀子豉汤方证。此四方皆是治阳明里热者，不过应注意，栀子豉汤不治下利，而是用于下利后里热不实而烦者。

○下利下篇

少阴病，下利，白通汤主之。

少阴病，下利清谷，里寒外热，手足厥逆，脉微欲绝，身反不恶寒，其人面赤色，或腹痛，或干呕，或咽痛，或利止而脉不出，通脉四逆汤主之。

通脉四逆汤方　甘草^{二两，炙，甘平}　附子^{大者一枚，生，去皮，破八片，辛温}　干姜^{三两，强人可四两，辛温}

右三味，以水三升，煮取一升二合，去滓。分温再服。其脉即出者，愈；面赤者，加葱白九茎；腹痛者，去葱加芍药二两；呕者，加生姜二两；咽痛者，去芍药加桔梗一两；利止脉不出者，去桔梗，加人参二两；病皆与方相应者，乃加减服之。

下利，脉沉而迟，其人面少赤，身有微热，下利清谷，必郁冒。汗出而解，其人微厥。所以然者，其面戴阳，下虚故也。

下利清谷，里寒外热，汗出而厥，通脉四逆汤主之。

下利清谷，不可攻其表，汗出必胀满，其脏寒者，当温之。

下利，腹胀满，身体疼痛，先温其里，乃攻其表。温里，宜四逆汤；攻表，宜桂枝汤。

自利，不渴者，属太阴，其脏有寒故也，当温之，宜四逆辈。

恶寒，脉微而复利，利止必亡血，四逆加人参汤主之。

四逆加人参汤方　四逆汤中加人参一两即是。

下利，脉迟紧为痛，未欲止，当温之，得冷者满，而便肠垢。

下利，欲食者，宜就温之。

下利，谷道中痛，当温之以火，宜熬末盐熨之。一方：炙枳实熨之。

【解读】

本篇共 11 条，列为《汤液》原文者 2 条，遗论 9 条。值得注意的是，白通汤主治少阴太阴合病；通脉四逆汤主治太阴病。

从下利全篇可看出，下利为里证，里实热为阳明，里虚寒者为太阴，因病由表而传里，故临床可见各经合并证，如太阳阳明合病、太阳太阴合病、少阳阳明合病等，因此临床治疗下利，关键是先辨六经，继辨方证，故宋版及赵本《伤寒》把下利置于六经中，不再以下利症为篇。

汤液经卷四终

汤液经卷五

〔商〕伊尹著 〔汉〕张机广论《胎胪药录》又广
《平脉辨证》

成都杨师尹绍伊 考次

华阳刘复民叔 补修

◎下利便脓血第十九

少阴病，下利便脓血，桃花汤主之。

桃花汤方 赤石脂一斤，一半完，
一半末，甘平 干姜一两，
辛温 粳米一升，
甘平

右三味，以水七升，煮米熟汤成，去滓，温取七合，内赤石脂末一方寸匕。一服止，余勿服。

少阴病，二三日至四五日，腹痛，小便不利，下利不止，而便脓血者，桃花汤主之。

下利，寸脉反浮数，尺中自涩，其人必清脓血。

下利，脉数而浮，渴者，今自愈。设不差，其人必清脓血，以有热故也。

少阴病，下利，便脓血者，可刺。

【解读】

本篇共5条，列为《汤液》原文者2条。下利为里证，有寒有热，便脓血亦有寒有热，桃花汤方证为里虚寒的太阴证，故用温涩治之，而里热者不能用温涩，必用清里热的白头翁汤类治之。

169

◎火邪清血第二十

太阳病，以火熏之，不得汗，其人必躁，到经不解，必有清血，名为火邪。火邪者，桂枝去芍药以利小便故①，加蜀漆龙骨牡蛎救逆汤主之。

桂枝去芍药加蜀漆龙骨牡蛎救逆汤方　桂枝^{辛温} 生姜^{切，辛温} 蜀漆^{洗，去腥，辛平，各三两} 甘草^{二两，炙，甘平} 牡蛎^{五两，熬，咸平} 龙骨^{四两，甘平} 大枣^{十二枚，擘，甘平}

右七味，以水八升，先煮蜀漆减二升，内诸药，煮取三升，去滓。温服一升。^{一法，以水一斗二升，煮取五升}

伤寒，脉浮，而医以火迫劫之，亡阳，惊狂，起卧不安，属桂枝去芍药加蜀漆牡蛎龙骨救逆汤。

伤寒，加温针必惊。

脉浮，热甚而灸之，此为实，实以虚治，因火而动，咽燥，必吐血。

微数之脉，慎不可灸，因火为邪，则为烦逆，追虚逐实，血散脉中，火气虽微，内攻有力，焦骨伤筋，血气难复。

太阳病二日，而烧瓦熨其背，大汗出，火气入胃，胃中竭燥，必发谵语。十余日，振而反汗出者，此为欲解，其汗从腰以下不得汗，其人欲小便，反不得，呕，欲失、溲，足下恶风。腰以下不得汗故。大便坚者，小便当数，而反不数，及多便已，其头卓然而痛，其人足心必热，谷气下流故也。

脉浮，当以汗解，而反灸之，邪无从去，因火而盛，病从腰以下必当重而痹，痹，不仁也。此为火逆。若欲自解，当先烦，烦乃有汗，随汗而解。何以知之？脉浮，故知汗出当解。

烧针令其汗，针处被寒，核起而赤者，必发奔豚，气从少腹上撞心者，灸其核上一壮，与桂枝加桂汤。

桂枝加桂汤方　桂枝^{五两}_{辛温}　芍药_{苦平}　生姜^{辛温，}_{各三两}　大枣^{十二枚，}_{擘，甘平}
甘草^{二两，灸，}_{甘平}

右五味，以水七升，煮取三升，去滓。温服一升。本云：桂枝汤，今加桂满五两，所以加桂者，以能泄奔豚气也。

火逆下之，因烧针烦躁，属桂枝甘草龙骨牡蛎汤。

桂枝甘草龙骨牡蛎汤方　桂枝^{一两，}_{辛温}　甘草_{甘平}　龙骨_{甘平}　牡蛎
^{熬，咸平，}_{各二两}

右四味，以水五升，煮取二升，去滓。温服八合，日三服。

【注释】

① 以利小便故：《神农本草经》："芍药……利小便。"《名医别录》："芍药……去水气，利膀胱大小肠。"这里去芍药的原因，当是无腹满痛。

【解读】

本篇名为火邪清血，而篇中仅桂枝去芍药加蜀漆龙骨牡蛎救逆汤 1 条有清血二字，其余条皆论火攻变证，而实际多是太阳中风证的变证，这些变证不因火攻也可出现，故欲读懂这些变证，首先要读懂太阳中风证、桂枝汤方证。

◎气上撞第二十一

太阳病，下之，气上撞，可与桂枝汤；不撞不可与之。

伤寒，吐下后发汗，虚烦，脉甚微，八九日，心下痞坚，胁下痛，气上撞咽喉，眩冒，经脉动惕^①者，久而成痿。^{此条宜桂苓五味甘}_{草汤。方见《金匮》}

伤寒，吐下发汗后，心下逆满，气上撞胸，起则头眩，其脉沉紧，发汗则动经，身为振摇，属茯苓桂枝术甘草汤。

茯苓桂枝术甘草汤方　茯苓^{四两}_{甘平}　桂枝^{三两，}_{辛温}　白术_{苦温}　甘草
^{甘平，炙，}_{各二两}

右四味，以水六升，煮取三升，去滓。分温三服。

发汗后，其人脐下悸，欲作奔豚状，撞脐，属茯苓桂枝甘草大枣汤。

茯苓桂枝甘草大枣汤方　茯苓^{半斤,}甘平　桂枝^{四两,}辛温　甘草^{一两,}炙,甘平

大枣^{十五枚,}擘,甘平

右四味，以水一斗，先煮茯苓，减二升，内诸药，煮取三升，去滓。温服一升，日三服。

病如桂枝证，其头不痛，其项不强，寸口脉微浮，胸中痞坚，气上撞咽喉，不得息，此为胸有寒，当吐之。

【注释】

① 动惕：跳动。惕，疑为惕字传抄致误。惕，无动义，《说文》："惕，敬也。"惕，音dàng，放荡，引申为动荡、动摇。繁体写作"惕"，与"惕"字形近，故传抄易误。

【解读】

本篇共5条，1条为《汤液》原文，2条为论广，2条为遗论，其中4条论述桂枝降冲逆特点，最后1条作为鉴别证。此篇突出桂枝有降冲逆作用，对理解桂枝汤方证有一定启发，但气上撞还有其他原因，见于其他方证，如本篇最后一条为瓜蒂散方证，他如厥阴病的乌梅丸方证、柴胡桂术干姜汤方证等，治疗气上撞，要先辨六经，再辨方证。

◎心下悸第二十二

○心下悸上篇

太阳病，发其汗，汗出不解，其人发热，心下悸，头眩，身𣶒而动，振振欲仆地，属玄武汤。

脉浮数，法当汗出而愈，而下之，则身体重，心悸，不可发其汗，当自汗出而解。所以然者，尺中脉微，以里虚，须表里实，津液和，即自汗出愈。

【解读】

本篇仅2条，主讲玄武汤方证，玄武汤方证中的心下悸，是因外邪内饮，发汗表虚并激动内饮上冲而致。此与前篇的气上撞原因相似，不过玄武汤夹饮明显。本篇虽仅2条，但治病着重于表里、津液变化，凸显六经来自八纲。

○心下悸下篇

太阳病，小便利者，以饮水多，必心下悸；小便少者，必苦里急也。

心下悸者，半夏麻黄丸主之。

半夏麻黄丸方　半夏^{辛平}　麻黄^{苦温，等分}

右二味，末之，炼蜜和丸，小豆大。饮服三丸，日三服。

伤寒，厥而心下悸，先治其水，当与茯苓甘草汤，却治其厥；不尔，其水入胃，必利。

茯苓甘草汤方　茯苓^{二两，甘平}　甘草^{炙，一两，甘平}　桂枝^{二两，辛温}　生姜^{三两，辛温}

右四味，以水四升，煮取二升，去滓。分温三服。

发汗过多以后，其人叉手自冒心，心下悸，而欲得按之，属桂枝甘草汤。

桂枝甘草汤方　桂枝^{四两，辛温}　甘草^{二两，炙，甘平}

右二味，以水三升，煮取一升，去滓。顿服即愈。

伤寒二三日，心中悸而烦者，小建中汤主之。

伤寒，脉结代，心动悸，炙甘草汤主之。

炙甘草汤方　甘草^{四两，炙，甘平}　桂枝^{辛温}　生姜^{切，辛温，各三两}　麦门冬^{去心，半升，甘平}

麻子仁^{半升，甘平}　人参^{甘微寒}　阿胶^{甘平，各二两}　大枣^{三十枚，擘，甘平}　生地黄^{一斤，切，甘寒}

右九味，以清酒七升，水八升，煮取三升，去滓，内胶，消烊尽。温服一升，日三服。

脉按之来缓，时止复来者，名曰结。又脉来动而中止，更来小数，中有还者反动，名曰结阴也。脉来动而中止，不能自还，因而复动者，名曰代阴也，得此脉者，必难治。

【解读】

本篇分上下两篇，冠首太阳病者2条，冠首伤寒者3条，是说心下悸与太阳中风、太阳伤寒有关，可见《汤液》对于心悸的治疗关系到表里、阴阳，即以八纲辨证不用脏腑经络辨证，不分伤寒、卒病。

◎消渴第二十三

太阳病，寸口缓，关上小浮，尺中弱，其人发热而汗出，复恶寒，不呕，但心下痞者，此为医下之也。若不下，其人复不恶寒而渴者，为转属阳明。小便数者，大便即坚，不更衣十日，无所苦也。欲饮水者，但与之，当以法救渴，宜五苓散。

五苓散方　猪苓^{十八铢，去黑皮，甘平}　白术^{十八铢，苦温}　泽泻^{一枚，六铢，甘寒}　茯苓^{十八铢，甘平}　桂枝^{半两，辛温}

右五味，各为散，更于臼中治之。白饮和^①，服方寸匕，日三服。多饮暖水，汗出愈。

伤寒，其脉不弦紧而弱，弱者，必渴，被火必谵语；弱者，发热。

脉浮者，解之，当汗出愈。

太阳病，发汗，若大汗出，胃中燥烦，不得眠，其人欲饮水，当稍饮之，令胃中和则愈。若脉浮，小便不利，微热，消渴，与五苓散，利小便、发汗。

伤寒，汗出而渴，属五苓散证；不渴，属茯苓甘草汤。

病在阳，当以汗解，而反以水噀^②之，若^③灌之，其热却^④不得去，益烦，皮上粟起^⑤，意欲饮水，反不渴，热，宜文蛤散；不差，与五苓散。

文蛤散方　文蛤^{五两，咸平}

右一味，捣为散。以沸汤五合和，服一方寸匕。

身热，皮粟不解⑥，欲引衣自覆⑦，若以水噀之、洗之，益令热却不得出，当汗而不汗，即烦。假令汗出已，腹中痛，与芍药三两，加上法。

伤寒，无大热，口燥渴而烦，其背微恶寒，白虎汤主之。 ^{一作白虎加人参汤⑧}

伤寒，脉浮，发热，无汗，其表不解，不可与白虎汤。渴欲饮水，无表证，白虎汤主之。 ^{一作白虎加人参汤⑧}

【注释】

① 和：音 huò，拌和。贾思勰《齐民要术·造神曲并酒等》："滤去滓，待冷，以和曲。"

② 噀：音 xùn，喷。《后汉书·栾巴传》："征拜尚书。"唐·李贤注引《神仙传》："又饮酒，西南噀之。"

③ 若：及。参见本书前篇《考次汤液经序》。

④ 热却：热返回（体内）。却：退，返回。《商君书·去强》："敌不敢至，虽至必却。"

⑤ 皮上粟起：皮肤上生起像小米粒那样的疙瘩。粟：小米粒。

⑥ 皮粟不解：皮肤上小米粒状的疙瘩不退。

⑦ 引衣自覆：拉过衣服给自己盖上，引：开弓，引申为拉、牵。《周易·系辞下》："服牛乘马，引重致远，以利天下。"

⑧ 一作白虎加人参汤：椐口渴，当用白虎加人参汤为是。

【解读】

本篇共8条，列为《汤液》原文者2条，论广4条，遗论2条。能治消渴只有五苓散和白虎加人参汤，显然对《伤寒》有关治消渴条未能集全。不过治疗消渴，关键是明辨六经，再辨方证，如五苓散所治消渴，是因外邪内饮、饮停化热及旧饮不去津不上承，治则解表同时化饮；猪苓汤、文蛤汤、白虎加人参汤等方证的口渴，是因阳明里热伤津，治则清里热生津液；而厥阴病提纲的消渴，为上热下寒之证，其治则当以清上温下。因此，治消渴应先明六经，再细辨方证，只凭本篇的8条条文，是不能明晰经方对消渴的论述和证治，不能起"夫以为疾病至急，仓卒寻按"作用。

◎衄第二十四

太阳病，脉浮紧，无汗而发热，其身疼痛，八九日不解，表候续在，此当发其汗，服汤微除，发烦，目瞑，剧者，必衄，衄乃解。所以然者，阳气重故也，属麻黄汤证。

伤寒，脉浮紧，不发其汗，因衄，属麻黄汤证。

伤寒，不大便六七日，头痛有热，与承气汤，其大便反青^①，此为不在里故在表也^{故本也}，当发其汗。头痛者，必衄，属桂枝汤证。

【注释】

①反青：反而发黑。青，黑色。《书·禹贡》："厥土青黎，厥田惟下土。"孔颖达疏："王肃曰：'青，黑色。'"

【解读】

本篇论衄仅3条，主要论述麻黄汤和桂枝汤方证。对此3条的认识，历来争论不休，关键是对经方理论体系的特点认识不清，除了六经实质外，这里关键是对"阳气重"（《伤寒》第46条）的解读，胡希恕先生指出，这里的"阳气"指津液，"阳气重"即津液盛、充沛，这样解读就容易明白了。不过对第46条的语序也要明白，本条是倒装句（是论广、注解的结果），大意是说：太阳病，见脉浮紧、无汗、发热、身疼痛为伤寒麻黄汤方证，病已八九天不解，但上述伤寒表证仍存在，表现为阳气重，这种情况应当用麻黄汤发汗。服药后微除，是说服麻黄汤后，上述症状略有好转。发烦目瞑，为病欲解时而发生的瞑眩状态。剧者必衄，是说瞑眩发作剧烈者常出现鼻衄，而病情随着鼻衄而缓解。而论广两条，皆是说，有鼻衄的太阳表证，如脉浮紧、头痛，表明阳气重、在表的体液充实，可据证用麻黄汤或桂枝汤治疗。

必须注意的是，衄不只与太阳病有关，衄还见于阳明里热，太阴里虚寒、虚热，还与血虚、瘀血有关，衄家更是病情复杂，当参看有关条文。

◎如疟第二十五

太阳病，得之八九日，如疟状，发热而恶寒，热多寒少，其人不呕，清便续自下，一日再三发，其脉微而恶寒，此为阴阳俱虚，不可复发汗也。面色反有热者，为未欲解，以其不能得汗出，身必当痒，宜桂枝麻黄各半汤。

桂枝麻黄各半汤方　桂枝^{一两十六铢，辛温}　芍药^{苦平}　生姜^{切，辛温}　甘草^{炙，甘平}　麻黄^{去节，苦温，各一两}　大枣^{四枚，擘，甘平}　杏仁^{二十四枚，去皮尖，两仁者，甘温}

右七味，以水五升，先煮麻黄一二沸，去上沫，内诸药，煮取一升八合，去滓。温服六合。本云：桂枝汤三合，麻黄汤三合，并为六合，顿服。

> 服桂枝汤大汗出，若脉但洪大，与桂枝汤。若其形如疟，一日再三发，汗出便解，属桂枝二越婢一汤。^{此条之方，旧与"太阳病，发热恶寒，热多寒少，脉微弱则亡阳也，不可复发其汗"之方相错，说见发汗后上篇}
>
> 桂枝二越婢一汤方　桂枝^{辛温}　芍药^{苦平}　甘草^{炙，甘平}　麻黄^{去节，苦温，各十八铢}　生姜^{一两三铢，切，辛温}　石膏^{二十四铢，碎，辛微寒}　大枣^{四枚，擘，甘平}
>
> 右七味，以水五升，先煮麻黄一二沸，去上沫，内诸药，煮取二升，去滓。温服一升。本云当裁为越婢汤、桂枝汤合之，饮一升，今合为一方，桂枝汤二分。
>
> 病者烦热，汗出即解，复如疟状，日晡所发者，此属阳明。脉实者，当下之，属大柴胡汤、承气汤证。脉浮虚者，当发其汗，属桂枝汤证。

【解读】

本篇列为《汤液》原文者1条，遗论2条。主要论述桂枝麻黄各半汤、桂枝二越婢一汤、桂枝汤、大柴胡汤、大承气汤方证，这些方证都可出现如疟症状，值得注意的是，其他方证亦可见如疟症状，如小柴胡汤、柴胡桂枝干姜汤等方证，本应纳入六经辨证中。

◎热入血室第二十六

妇人中风，七八日，续有寒热，发作有时，经水适断者，此为热入血室。其血必结，故使如疟状，发作有时，小柴胡汤主之。

妇人中风，发热恶寒，经水适来，得之七八日，热除，脉迟，身凉，胸胁下满，如结胸状，其人谵语，此为热入血室，当刺期门，随其虚实而取之。

> 妇人伤寒，发热，经水适来，昼日了了，暮则谵语，如见鬼状，此为热入血室。无犯胃气，若上二焦，必当自愈。

阳明病，下血而谵语，此为热入血室。但头汗出者，当刺期门，随其实而泻之。濈然汗出者，则愈矣。

【解读】

本篇共 4 条，列为《汤液》原文者 3 条，论广 1 条。值得注意的是，本篇篇名为热入血室，而治疗仅提出小柴胡汤，这样很容易使人误认为小柴胡汤是治疗热入血室专用方，要知道热入血室可表现出很多方证，因此治疗用方也很多，如大柴胡汤、大承气汤、抵当汤、柴胡桂枝干姜汤等。从而也说明，热入血室不必分伤寒、杂病，而必纳入六经辨证中。

◎发狂喜忘瘀血第二十七

太阳病不解，热结膀胱，其人如狂，血必自下自。用也。下者即愈。其外未解者，尚未可攻，当先解其外，属桂枝汤证；外解，小腹急结者，乃可攻之，属桃仁承气汤。

桃仁承气汤方　桃仁_{五十枚，去皮尖，苦平}　大黄_{四两，苦寒}　桂枝_{二两，辛温}　甘草_{二两，甘平，炙}　芒硝_{一两，苦寒}

右五味，以水七升，煮取二升半，去滓，内芒硝，更煎一沸。分温三服。

太阳病，如狂，其脉浮，属防己地黄汤。 本条经文已佚。《金匮》作防己地黄汤。治病如狂状，妄行，独语不休，无寒热。其脉浮。殆叔和就断简残句补缀其文如此。《千金》录徐嗣伯传经，方载治语狂错，眼目霍霍[①]或言见鬼，精神昏乱。足以诠明方意，而辞采神貌，去经益远。今既无古本可考，特寻绎[②]任圣制方之旨，正其章句，改次经文

防己地黄汤方　防己一分, 辛平　桂枝三分, 辛温　防风三分, 甘温　甘草一分, 甘平

右四味，以酒一盃[③]，渍之一宿，绞，取汁；生地黄二斤，咬咀，蒸之如斗米饭久，以铜器盛其汁，更绞地黄汁和。分，再服。

太阳病，六七日，表证续在，其脉微沉，反不结胸，其人发狂，此热在下焦，少腹当坚而满。小便自利者，下血乃愈。所以然者，以太阳随经，瘀热在里故也，属抵当汤。

抵当汤方　大黄二两, 破六片, 苦寒　桃仁二十枚, 去皮尖, 熬, 苦平　虻虫去足翅, 熬, 苦微寒　水蛭熬, 咸苦平, 各三十枚

右四味，以水五升，煮取三升，去滓。温服一升，不下更服。

阳明病，其人喜忘，必有畜血。所以然者，本有久瘀血，故令喜忘。虽坚[④]，大便必黑，属抵当汤证。

伤寒，有热而少腹满，应小便不利，而反利者，此为血，当下之，属抵当丸证。

抵当丸方　大黄三两, 苦寒　桃仁二十五枚, 去尖, 熬, 苦平　虻虫去足翅, 熬, 苦微寒　水蛭熬, 咸苦平, 各二十枚

右四味，捣，分为四丸，以水一升，煮一丸，取七合服。晬时当下，不下更服。

病者无表里证，发热七八日，脉虽浮数者，可下之。假令下已，脉数不解，今热则消谷喜饥，至六七日不大便者，有瘀血，属抵当汤。若脉数不解，下不止，必协[⑤]热，便脓血。

病人胸满，唇痿，舌青，口燥，其人但欲漱水不欲咽，无寒热，

脉微大来迟，腹不满，其人言我满，为有瘀血，当出汗不出，内结，亦为瘀血。病者如热状，烦满，口干燥而渴，其脉反无热，此为阴伏，是瘀血也，当下之。 此条各本无，然当补入。今从《金匮》中录出，补之于此

【注释】

① 霍霍：闪动疾速的样子。刘子翬《谕俗》诗："晚电明霍霍。"

② 绎：抽丝。引申为理出头绪或线索。《汉书·黄霸传》："吏民见者，语次寻绎，问它阴状，以相参考。"

③ 盃：音 bēi，杯的异体字。

④ 虽坚：（大便）虽硬。

⑤ 协：通"携"，携带。《说文》："携，提也。"

【解读】

本篇共 6 条，列为《汤液》原文者 3 条，论广 1 条，遗论 2 条。主要论述桃仁承气汤、防己地黄汤、抵当汤、抵当丸方证，强调瘀血引起喜忘、发狂。

防己地黄汤，原载《千金》第十四卷风眩门，《金匮要略·中风历节病脉证并治》附方为："防己地黄汤：治病如狂状，妄行独语不休，无寒热，其脉浮。"后世多认为此条为宋人所附，而杨绍伊先生于本条冠首太阳病，并以小注说明，妥否？待商讨。

◎发黄第二十八

○发黄上篇

太阳病，脉浮而动数，浮则为风，数则为热，动则为痛，数则为虚。头痛，发热，微盗汗出而反恶寒，其表未解，医反下之。动数则迟，头痛即眩 一作膈 内拒痛，胃中空虚，客气动膈，短气烦躁，心中懊憹，阳气内陷，心下因坚，则为结胸，属大陷胸汤。若不结胸，但头汗出，其余无有，齐颈而还，小便不利，身必发黄，属柴胡栀子汤 ①。 柴胡栀子汤方遗未见。疑即大柴胡汤与栀子豉汤二方之合方，如柴胡桂枝汤然

阳明病，自汗色赤者，不可攻也，必发热；色黄者，小便不利也。

阳明病，脉迟，食难用饱，饱即发烦，头眩者有寒食故。必小便难，此欲作谷疸^{寒食相抟，在里不解}。虽下，其腹必满如故耳，所以然者，脉迟故也^{脉迟为寒}。

伤寒，发其汗，身目为黄，所以然者，寒食相抟^{寒食，一本作寒湿，误}，在里不解故也^{谷疸}。

阳明中风，脉弦浮大，而短气腹都满，胁下及心痛，按之不痛，鼻干不得汗，嗜卧，一身及目悉黄，小便难，有潮热，时时哕，耳前后肿，刺之小差。外不解，病过十日，脉浮，与小柴胡汤；但浮无余证，与麻黄汤。不溺，腹满加哕，不治。

伤寒，瘀热在里，身体必黄，麻黄连翘赤小豆汤主之。

麻黄连翘赤小豆汤方　麻黄^{去节，苦温}　连翘^{苦平，各一两}　杏仁^{三十枚，去皮尖，甘温}　赤小豆^{一升，甘平}　大枣^{十二枚，擘，甘平}　生梓白皮^{切，一斤，苦寒}　甘草^{二两，炙，甘平}　一方生姜^{二两，切}

右七味，以水一斗，煮麻黄一二沸，去上沫，内诸药，煮取三升，去滓。温服一升。

【注释】

① 属柴胡栀子汤：不知引自何本。

【解读】

这里发黄实指黄疸，欲明黄疸必先明《伤寒》太阴病与阳明的关系，如第187条："伤寒脉浮缓，手足自温者，是为系在太阴。太阴者，身当发黄；若小便自利者，不能发黄；至七八日大便硬者，为阳明病也。"是说黄疸是阳明里实热，但与里虚停湿太阴证有关，就是说里有湿如小便通利则不能形成黄疸；如小便不利，湿停化热，则发黄疸；如只有里热无湿时，则造成大便硬的阳明病。《伤寒》治黄疸的方证有茵陈蒿汤、小柴胡汤、五苓散等，本篇未列出，说明治黄疸必先明六经，仅凭"仓卒寻按"治不好黄疸。

○发黄中篇

太阳中风，以火劫发其汗，邪风被火热，血气流泆^①，失其常度。两阳相熏灼，其身发黄，阳盛则欲衄，阴虚小便难，阴阳俱虚竭，身体则枯燥。但头汗出，齐颈而还，腹满而微喘，口干咽烂，或不大便，久则谵语，甚则至哕，手足躁扰，循衣摸床。小便利者，其人可治。

阳明病，发热而汗出，此为热越，不能发黄。但头汗出，其身无有，齐颈而还，小便不利，渴饮水浆，此为瘀热在里，身必发黄，属茵陈蒿汤。

茵陈蒿汤方　茵陈蒿^{六两，苦平}　栀子^{十四枚，擘，苦寒}　大黄^{二两，苦寒}

右三味，以水一斗二升，先煮茵陈减六升，内二味，煮取三升，去滓。分温三服。小便当利，溺如皂荚沫状，色正赤，一宿，黄从小便去。

伤寒，七八日，身黄如橘，小便不利，少腹微满，属茵陈蒿汤证。

伤寒，身黄发热者，栀子蘗皮^②汤主之。

栀子蘗皮汤方　栀子^{十五枚，擘，苦寒}　甘草^{甘平}　黄蘗^{苦寒，各五分}

右三味，以水四升，煮取二升，去滓。分温再服。

【注释】

①流泆：流散。泆：音 yì，水激荡而溢出。《书·禹贡》："道沇水，东流为济，入于河，泆为荥。"

②蘗皮：黄柏树皮，味苦，性寒，清下焦热。蘗：音 bò。

【解读】

本篇列举茵陈蒿汤方证和栀子蘗皮汤方证，是有关黄疸的治疗论述，但应注意第 1 条所论是皮肤发黄，不是黄疸。

○发黄下篇

太阳病，身黄，其脉沉结，少腹坚，小便不利，为无血；小便自利，其人如狂者，血证谛，属抵当汤。

【解读】

本篇仅1条，是论述抵当汤方证。本条冠首太阳病，并有形似太阳病的外观，而又有一身发黄的症状，但脉不浮而沉结，沉主里，而结主瘀血，由此不难看出，这不是太阳病的表热证。再看少腹硬满，是瘀血积水的共有证，又见小便不利，则肯定不是水结；再观其人如狂，故知是血结，因称血证谛，此条是瘀血性黄疸证治，也即阳明里实夹瘀血之证，辨六经是为首要。

汤液经卷五终

汤液经卷六

〔商〕伊尹著　〔汉〕张机广论《胎胪药录》又广《平脉辨证》

成都杨师尹绍伊　考次

华阳刘复民叔　补修

◎中湿第二十九

太阳病，关节疼烦，脉沉而缓者，为中湿。其人小便不利，大便反快，但当利其小便。此条论湿温。

湿家之为病，一身尽痛，发热，而身色似熏黄也。此以下五条，论寒湿

湿家之为病，其人但头汗出而背强，欲得被覆、向火。若下之蚤蚤字当衍，则哕或胸满，小便不利一本作小便利，舌上如胎，此为丹田有热，胸上有寒。渴欲饮而不能饮，则口燥也。此条宜五苓散，再参看结胸痞上篇下面目及身黄项背强一则

湿家下之，额上汗出，微喘，小便不利者，死；若下利不止者，亦死。小便不利者死，一本作小便利者死。误。参看《平脉法》上篇南方心脉，其状何似一条自明

湿家，身烦疼，可与麻黄汤加术四两，发其汗为宜，慎不可以火攻之。

麻黄加术汤方　麻黄三两，去节，苦温　桂枝二两，去皮，辛温　甘草二两，甘平　杏仁七十个，去皮尖，甘温　白术四两，苦温

右五味，以水九升，先煮麻黄减二升，去上沫，内诸药，煮取二升半，去滓。温服八合，覆取微似汗。

病人喘，头痛，鼻塞而烦，其脉大，自能饮食，腹中和无病。

病在头中^①寒湿，故鼻塞，内药鼻中即愈。

伤寒八九日，风湿相抟，身体疼痛，不能自转侧，不呕，不渴，脉浮虚而涩者，桂枝附子汤主之。若其人大便坚，小便自利者，"自"字当是"不"字之讹。观下条及全篇之文自明 术附子汤主之。 此以下五条论风湿

桂枝附子汤方　桂枝^{四两，去皮，辛温}　生姜^{三两，切，辛温}　　附子^{三枝，泡②，去皮，破八片，辛温}　　甘草^{二两，炙，甘平}　大枣^{十二枚，擘，甘平}

右五味，以水六升，煮取二升，去滓。分温三服。

术附子汤方　白术^{二两，苦温}　附子^{二枚半，炮，去皮，辛温}　甘草^{一两，炙，甘平}　生姜^{一两半，切，辛温}　大枣^{六枚，甘平}

右五味，以水三升，煮取一升，去滓。分温三服。一服觉身痹，半日许再服，三服都尽，其人如冒状，勿怪，即是术附并走皮中逐水气，未得除故耳。

风湿相抟，骨节疼烦，掣痛，不得屈伸，近之则痛剧，汗出短气，小便不利，恶风不欲去衣，或身微肿者，甘草附子汤主之。

甘草附子汤方　甘草^{二两，炙，甘平}　　白术^{二两，苦温}　附子^{二枚，炮，去皮，辛温}　桂枝^{四两，去皮，辛温}

右四味，以水六升，煮取三升，去滓。温服一升，日三服。初服得微汗则解，能食。汗出复烦者，服五合。恐一升多者，服六七合为妙。

病者一身疼烦，发热，日晡即剧，此为风湿，汗出当风，或久伤取冷所致也，可与麻黄杏仁苡仁甘草汤。

麻黄杏仁苡仁甘草汤方　麻黄^{去节，半两，汤泡，苦温}　甘草^{一两，炙，甘平}　薏苡仁^{半两，甘微寒}　杏仁^{十个，去皮尖，炒，甘温}

右剉麻豆大，每服四钱匕，水盏半，煮八分，去滓。温服，有

微汗避风。

问曰：风湿相抟，身体疼痛，法当汗出而解，值天阴雨，溜③下不止。师云：此可发汗。而其病不愈者，何也？答曰：发其汗，汗大出者，但风气去，湿气续在，是故不愈。若治风湿者，发其汗微微似欲出汗者，则风湿俱去也。

风湿，脉浮，身重，汗出恶风者，防己汤④主之。

防己汤方　防己 一两，辛平，　甘草 半两，炒，甘平，　白术 七钱半，苦温　黄芪 一两一分，去芦，甘微温

右剉麻豆大，每服五钱匕。生姜四片，大枣一枚，水盏半，煮八分，去滓。温服，良久再服。喘者，加麻黄半两；胃中不和者，加芍药三分；气上冲者，加桂枝三分；下有陈寒者，加细辛三分。服后当如虫行皮中，从腰下如水。后坐被上，又以一被绕腰以下，温令微汗，差。

【注释】

① 中：音 zhòng，侵袭。《楚辞·九辩》："憭慄增欷兮，薄寒之中人。"

② 泡：据上下文，"泡"为"炮"之误字。

③ 溜：音 liū，水往下流注的样子。《文选》晋·潘岳《射雉赋》："天泱泱以垂云，泉涓涓而吐溜。"李善注："溜，水流貌也。"

④ 防己汤：《脉经》称防己汤，他本称防己黄芪汤。

【解读】

本篇集中了与湿有关的条文，其中有麻黄加术汤、桂枝附子汤、白术附子汤、甘草附子汤、麻杏苡甘汤、防己汤（防己黄芪汤）等方证。

经方治夹湿证有其成熟的经验，主要根据症状反应特点先辨六经，再辨方证，如大青龙汤方证的湿是太阳阳明合病，因表证重，故重用麻黄发汗；麻杏苡甘汤方证的湿，为外邪内饮证，故以解表同时利饮，小发其汗；白虎汤方证湿在表亦甚，但因是里热汗出致表虚夹湿，故以清里热为主；防己黄芪汤方证，为太阳阳明合病，因表虚不固，因用黄芪固表利湿；桂枝附子汤方证，是表虚寒湿在表，故以桂枝汤加附子解表祛寒湿；《伤寒》还有很多治湿的方证，

如小青龙汤、苓桂术甘汤、五苓散、真武汤等方证，皆是论述因病位、病性的不同，而治疗用药不同，即治湿强调先辨六经，再辨方证。

经方治湿还有一个重大特点，即对外邪内饮的治疗，必是解表同时利饮，如小青龙汤、苓桂术甘汤、麻杏苡甘汤等方证。值得注意的是，本篇头一条有"但当利其小便"，后世对此重视，还提出"治湿不在温，当在利小便"，有一定积极意义，但不明六经则临床难于取效，尤其是当表现为外邪内饮时，不能"但利其小便"，必须是在解表的同时利饮。

◎风水皮水黄汗肺胀第三十

○风水皮水篇

太阳病，脉浮而紧，法当骨节疼痛，而反不痛，身体反重而酸，其人不渴，汗出即愈，此为风水。恶寒者，此为极虚，发汗得之。渴而不恶寒者，此为皮水节。身肿而冷，状如周痹，胸中窒^①，不能食，反聚痛，暮躁不眠，此为黄汗。痛在骨节，咳而喘，不渴者，此为肺^{"肺"字，原作"脾"，误}胀，其形如肿，发汗即愈。然诸病此者，渴而下利，小便数者，皆不可发汗。

> 风水，恶风，一身悉肿，脉浮不渴，续无汗出^{一作续自汗出}，而无大热者，越婢汤主之。
>
> 越婢汤方　麻黄^{六两，苦温}　石膏^{半斤，辛微寒}　生姜^{三两，辛温}　大枣^{十五枚，甘平}　甘草^{二两，甘平}
>
> 右五味，以水六升，先煮麻黄，去上沫，内诸药，煮取三升。分温三服。恶风者，加附子一枚^炮；风水，加术四两。^{《古今录验》}
>
> 皮水之为病，四肢肿，水气在皮肤中，四肢聂聂^②动者，防己茯苓汤主之。
>
> 防己茯苓汤方　防己^{三两，辛平}　黄芪^{三两，甘微温}　桂枝^{三两，辛温}　茯苓^{六两，甘平}

甘草^{二两，}_{甘平}

右五味，以水六升，煮取二升，分温三服。

师曰：诸有水者，腰以下肿，当利小便；腰以上肿，当发汗乃愈。

水之为病，其脉沉小，属少阴，浮则为风，无水^{无字}_{当衍}虚胀者，为气水，发其汗即已；沉者，与附子麻黄汤；浮者，与杏子汤。

附子麻黄汤方　麻黄^{三两}_{苦温}　甘草^{二两，}_{甘平}　附子^{一枚，}_{炮，辛温}

右三味，以水七升，先煮麻黄，去上沫，内诸药，煮取二升半。温服八分，日三服。

杏子汤方^{未见，恐是麻黄}_{杏仁甘草石膏汤③}

问曰：病下利后，渴饮水，小便不利，腹满，阴肿者，何也？

答曰：此法当病水。若小便自利及汗出者，自当愈。

夫水病人，目下有卧蚕，面目鲜泽，脉伏。其人消渴，病水腹大，小便不利，其脉沉绝者，有水，可下之。

【注释】

① 窒：音 zhì，堵塞。《诗·豳风·东山》："洒扫穹窒，我征聿至。"

② 聂聂：即摄摄，树叶摇动貌。摄：音 yè，《集韵》："弋涉切，音叶，摄摄，动貌，或作聂。"

③ 恐是麻黄杏仁甘草石膏汤：应是大青龙汤。

【解读】

水饮湿致病大致相同，患病后症状表现，因病位、病情不同而呈不同的六经证和方证，故治水不是辨皮水、风水、肺胀等病名，而在辨六经。

○黄汗篇

脉浮而洪，浮则为风，洪则为气。风气相抟，风强则为瘾疹①，身体为痒，痒为泄风，久为痂癞②；气强则为水，难以俯仰。风气相抟^{抟，或作}_{击，误}，身体洪肿，汗出乃愈，恶风则虚，此为风水；不恶风者，小便不利^{不，原作通。误，今改}_{正。下条之文，即是其证}，上焦有寒，其口多涎，此为黄汗。

黄汗之病，两胫自冷，假令发热，此属历节。食已汗出，又身常暮卧，盗汗出者，此荣气也^{荣，}_{作劳}，若汗出已，反发热者，久久其身必甲错^③，发热不止者，必生恶创。若身重，汗出已辄轻者，久久必身瞤，瞤则胸中痛；又从腰以上必汗出，下无汗，腰髋弛痛，如有物在皮中状，剧者不能食，身疼重，燥躁^④，小便不利，此为黄汗，桂枝加黄芪汤主之。

桂枝加黄芪汤方　桂枝^{三两，}_{辛温}　芍药^{三两，}_{苦平}　甘草^{二两，}_{甘平}　生姜^{三两，}_{辛温}　大枣^{十二枚，}_{甘平}　黄芪^{二两，}_{甘微温}

右六味，以水八升，煮取三升。温服一升，须臾，饮热稀粥一升余，以助药力。温服，取微汗，若不汗，更服。

寸口脉沉而弱，沉则主骨，弱则主筋；沉则为肾，弱则为肝。味酸则伤筋，筋伤则缓，名曰泄；咸则伤骨，骨伤则痿，名曰枯。枯泄相抟，名曰断泄^{泄字}_{当衍}。荣气不通，卫不独行，荣卫俱微，三焦无所御，四属断绝，身体羸瘦，独足肿大，黄汗出，胫冷，假令发热，便为历节也。病历节，疼痛不可屈伸，乌头汤主之。

乌头汤方　麻黄^{三两，}_{苦温}　芍药^{三两，}_{苦平}　黄芪^{三两，}_{甘微温}　甘草^{炙⑤}　川乌

_{辛温，五枚，咬咀，以蜜一}
_{升，煎取一升，即出乌头}

右五味，咬咀四味，以水三升，煮取一升，去滓，内蜜煎中，更煎之。服七合，不知，尽服之。

【注释】

①瘾疹：音 yǐn zhěn，疹，通疹。《集韵》释为荨麻疹一类的皮肤病。《正字通·广部》疹字注云："瘾疹，如麻粟也，其类不一。"

②痂癞：疮疤。痂：疮。《说文》："痂，疥也。"癞：硬疤。《淮南子·精神训》："夫癞者趋不变。"高诱注云："（癞）或作介。介，被甲者。"

③甲错：形容皮肤粗糙、干燥、角化过度，故外观如鳞甲交错。

④燥躁：燥热，烦躁。

⑤炙：原文"炙"下未标用量，疑有脱文。《金匮》"炙"后有"三两"。

【解读】

本篇3条2方证皆列为遗论，其中桂枝加黄芪汤是治黄汗者，该方是由桂枝汤加黄芪而成，桂枝汤适应于太阳中风证，即营卫不和的表阳证，黄芪的作用为固表利湿，故桂枝加黄芪汤具有调和营卫、固表利湿的作用，正适用于因表虚不固夹湿而致的黄汗证。乌头汤用于表实的历节病，在这并列作为鉴别。

这里要注意的是，鉴别、治疗主要靠辨六经和辨方证。

○肺胀篇

上气躁而喘者，属肺胀，欲作风水，发汗则愈。

肺胀，咳而上气，烦躁而喘，脉浮者，心下有水，小青龙加石膏汤主之。

小青龙加石膏汤方《千金》证治同外，更加胁下痛引缺盆　麻黄二两苦温，　芍药二两苦平，　桂枝二两辛温，　细辛二两辛温，　甘草二两甘平，　干姜二两辛温，　五味子半升酸温，　半夏半升辛平，　石膏二两辛微寒

右九味，以水一斗，先煮麻黄，去沫，内诸药，煮取三升。强人服一升，羸者减之，日三服。小儿服四合。

咳而上气，此为肺胀，其人喘，目如脱状，脉浮大者，越婢加半夏汤主之。

越婢加半夏汤方　麻黄六两苦温，　石膏半斤辛微寒　生姜三两辛温　大枣十五枚甘平，　甘草二两甘平　半夏半升辛平

右六味，以水六升，先煮麻黄，去上沫，内诸药，煮取三升。分温三服。

上气，面浮肿，肩息，其脉浮大，不治。又加利，尤甚。

伤寒，咳逆上气，其脉散者，死。谓其形损故也^{形，当为"刑"}^{字之误也}。

【解读】

把小青龙加石膏汤和越婢加半夏汤列为遗论，因其由小青龙汤和越婢汤变化而来，符合逻辑。而两方的应用正确与否，关键在辨六经。

◎中暍第三十一

太阳中暍，发热，恶寒，身重而疼痛，其脉弦细芤迟。小便已，洒洒^①然毛耸，手足厥冷；小有劳，身热，口开前，板齿燥。若发其汗，恶寒则甚；加温针，则发热益甚；数下之，淋复甚。

太阳中暍，身热，疼重，而脉微弱，此以夏月伤冷水，水行皮肤中所致也，瓜蒂汤主之。

瓜蒂汤方　瓜蒂^{二十个，}^{苦寒}

右剉，以水一升，煮取五合，去滓。顿服。

太阳中热，暍是也。其人汗出，恶寒，身热而渴也，白虎汤主之。

伤寒，其脉阴阳俱紧，恶寒，发热，则脉欲厥，厥者，脉初来大，渐渐小，更来渐渐大，是其候也。^{脉滑而厥者，其表}^{有热，白虎汤主之}恶寒甚者，翕翕汗出，喉中痛；热多者，目赤，睛不慧。医复发之，咽中则伤；若复下之，则两目闭。寒多清谷；热多便脓血。熏之则发黄；熨^②之则咽燥。小便利者，可救；难者，必危殆。

伤寒发热，口中勃勃^③气出，头痛，目黄，衄不可制^④，贪水者，必呕；恶水者，厥。下之，咽中生疮。假令手足温者，下之，下重便脓血。头痛目黄者，下之，目闭。贪水者，下之，其脉必厥，其声嘤^⑤，咽喉塞；发其汗则战栗，阴阳俱虚。恶水者，下之，里冷不嗜食，大便完谷出；发其汗，口中伤，舌上胎滑，烦躁，脉数实，不大便六七日，后必便血；复发其汗，小便即自利^{此"自"字}^{必是"不"}字之讹。观上条之文自明。

【注释】

① 洒洒：寒栗的样子。《素问·诊要经终论》："秋刺冬分病不已，令人洒洒时寒。"洒，音 xiǎn。

② 熨：音 wèi，又音 yù。把药物炒热或把砖瓦烧热，布包，置于患处，或把膏药烤热贴在患处。《韩非子·喻老》："疾在腠理，汤熨之所及也。"

③ 勃勃：迅速、急促的样子。《庄子·天地》："荡荡乎忽然出，勃然动。"这里形容口中急促出气的样子。

④ 制：控制，制止。《商君书·画策》："衣服有制，饮食有节。"

⑤ 嘤：音 yīng，鸟鸣者，这里形容声音尖细、断续。《说文》："嘤，鸟鸣声也。"

【解读】

本篇列为《汤液》原文 3 条，论广 2 条。原文皆题首太阳病，说明中暍与太阳病有关，其发病也是先表后里，其中瓜蒂散方证，是由太阳传里，因病邪在里之上；白虎汤方证是太阳传半表半里和里而呈三阳合病，因此，治疗不是依据病名，而是辨六经、辨方证。

◎刚痉柔痉项强第三十二

○刚痉柔痉篇

太阳病，发热无汗而反不恶寒者，名刚痉。 此条之文，旧与下名柔痉条之文相错。此文宜为不恶寒，误为恶寒。下条宜为恶寒，误为不恶寒。明其为如此者，因此条文中所云之反恶寒，与上无汗义不合，因无汗当恶寒，不当云反故也。又《脉经》及《千金》本，其下条名柔痉句下，均有旧注云"一云恶寒"。恶寒为柔痉，则不恶寒者，必为刚痉也明矣。此必是今本之传抄者，误将此文之不字，抄入下条，致下条多一不字，此条少一不字，遂与旧本乖异，而文义理法，亦因之以不安。今即据此互易正之

太阳病，发热汗出而恶寒者，名柔痉。

病者身热，足寒，颈项强急，恶寒，时头热面赤，目脉赤，独头动摇者，为痉。

太阳病，热，发其汗 一本发字在热字上，非，**因致痉** 刚痉。

痉病，发其汗已，其脉浛浛① 如蛇 一云其脉洪大，暴腹胀大者，为欲解。脉如故，反复弦者，必痉。

太阳病，无汗，而小便反少，气上冲胸，口噤不得语，欲作刚痉。

刚痉为病，胸满口噤，卧不著席，脚挛急，其人必龄齿[②]，可与大承气汤。

太阳病，其证备，身体强几几[③]，然脉反沉迟，此为痉柔痉。栝楼桂枝汤主之。几几，强貌。古代玉几、雕几、漆几，其制皆两端上卷，故以其形容背反张之貌也

栝楼桂枝汤方　栝楼根^{二两苦寒}　桂枝^{三两辛温}　芍药^{三两苦平}　甘草^{二两甘平}　生姜^{三两辛温}　大枣^{十二枚甘平}

右六味，以水九升，煮取三升。分温三服，取微汗。汗不出，食顷啜热粥发之。

太阳病，发热，其脉沉而细者，为痉，为难治，葛根汤主之。"葛根汤主之"句，旧在前条"欲作刚痉"句下，大误。详审之，当在此条下，今移正之

　　痉，脉来按之，筑筑[④]而弦，直上下行此与下条论刚痉脉象。

　　痉家，其脉伏，坚，直上下。

　　夫风病，下之则痉，复发其汗，必拘急。

　　痉病，有灸疮难疗。

【注释】

① 洽洽：黏滑稀软的感觉。洽：音 hán，水和泥掺和。《玉篇》："洽，水和泥也。"

② 龄齿：龄，音 xiè，上下牙齿不自主相磨或相碰。《说文》："龄，齿相切也。"

③ 几几：音 jǐn jǐn，也有读 shū shū 者。本字为"挐挐"，拘紧强直，不能灵活运转貌。《诗·豳风·狼跋》："公孙硕肤，赤舄几几。"毛传云："几几，絇貌。"絇，絇紧也。《仪礼·士冠礼》："屦，夏用葛，玄端黑屦，青絇意纯。"郑玄注云："絇之言拘，以为行戒。状如刀衣，鼻在屦头意缝中。"又《说文·手部》："挐挐，固也。读若《诗》赤舄挐挐。"挐，古音 jǐn，故知"几几"为"挐挐"之假借。参见钱超尘《伤寒论文献通考》（学苑出版社，2000 年出版）464 页。

④ 筑筑：形容脉象弦紧搏指之貌。筑，音 zhù，古代弦乐器，形似筝，有十三根弦，演奏时用竹尺击弦发音。《史记·高祖本纪》："酒酣，高祖击筑。"

【解读】

本篇列为《汤液》原文6条，遗论6条，皆是论述太阳中风或伤寒又见痉证者，其表实用葛根汤，表虚用栝楼桂枝汤，传里见里实热用大承气汤，因此，治疗痉病关键是先明六经。

○项背强篇

太阳病，项背强几几，无汗恶风，属葛根汤。

太阳病，项背强几几，反汗出恶风，属桂枝加葛根汤。

桂枝加葛根汤方　葛根四两，甘平　芍药二两，苦平　甘草二两，炙，甘平　生姜三两，切，辛温

大枣十二枚，擘，甘平　桂枝三两，去皮，辛温

右六味，以水一斗，先煮葛根，减二升，内诸药，煮取三升，去滓。温服一升，覆取微似汗，不须啜粥。余如桂枝法。

【解读】

项背强是太阳病症之一，并述于太阳病提纲，故本篇无必要再列篇名。

◎咽痛第三十三

○咽痛上篇

少阴病二三日，咽痛者，可与甘草汤。不差，可与桔梗汤。

甘草汤方　甘草二两，甘平

右一味，以水三升，煮取一升半，去滓。温服七合，日再服。

桔梗汤方　桔梗一大枚，辛微温　甘草二两，甘平

右二味，以水三升，煮取一升，去滓。分温再服。

少阴病，咽中痛，半夏散及汤主之。

半夏散及汤方　半夏洗，辛平　桂枝辛温　甘草炙，甘平

右三味，等分各异，捣合治之。白饮和，服方寸匕，日三服。若不

能散服者，以水一升，煮七沸，内散两方寸匕，更煮三沸，下火，令小冷。少少含咽之。半夏有毒，不当散服。

少阴病，咽中伤，生疮，不能语言，声不出，苦酒汤主之。

苦酒汤方　鸡子^{一枚，去黄，内
上好苦酒于壳中}　半夏^{洗，破如枣核，
十四枚，辛平}

右二味，内半夏著^①苦酒中，以鸡子壳置刀环中，安火上，令三沸，去滓。少少含嚥^②之。不差，更作三剂，愈。

伤寒六七日，其人大下后脉沉迟，手足厥逆，下部脉不至，咽喉不利，唾脓血，泄利不止，为难治，属麻黄升麻汤。

麻黄升麻汤方　麻黄^{去节，二两
半，苦温}　知母^{十八铢
苦寒}　萎蕤^{十八铢，
甘平}　黄芩^{十八铢，
苦平}

升麻^{一两六铢，
甘苦平微寒}　当归^{一两六
铢，甘温}　芍药^{苦平}　桂枝^{辛温}　石膏^{碎，绵裹，
辛微寒}　干

姜^{辛温}　白术^{苦温}　茯苓^{甘平}　麦门冬^{去心，
甘平}　甘草^{炙，甘平，
各六铢}

右一十四味，以水一斗，先煮麻黄二沸，去上沫，内诸药，煮取三升，去滓。分温三服，一炊间当汗出，愈。

【注释】

① 著：此处同"着"，到。沈佺期《杂诗》："妾家临谓北，春梦着辽西。"

② 嚥：音 yàn，咽的异体字。

【解读】

本篇列为《汤液》原文者 3 条，论广 1 条，值得注意的是，原文 3 条皆是发于少阴病后出现的咽痛，如理解六经实质可知，少阴病本正气、津液虚，易于传里出现咽痛，但由于合并病不同而出现不同的方证，这就是，传于少阳则为甘草汤、桔梗汤方证；传入太阴而表未解为半夏散及汤方证；表解而上热明显者为苦酒汤方证。

更值得注意的是，麻黄升麻汤方证属厥阴病方证之一，把其列为论广，提示半表半里病位概念出现于东汉。

○咽病下篇

少阴病，下利，咽痛，胸满，心烦，猪肤汤主之。 咽痛，即喉痹。上篇言寒喉痹，此篇言温喉痹。温

喉痹即白喉症是也。治温喉痹之法，下利者与猪肤汤。其不下利者，以白虎汤加生地、丹皮、玄参为最效。若扁桃腺肿痛不能食饮者，可以锡类散频吹之

猪肤汤方　　猪肤一斤

右一味，以水一斗，煮取五升，去滓，内白蜜一升，白粉五合，熬香，和，令相得。温分六服。

> 伤寒，喉痹，刺手少阴。少阴在腕，当小指后动脉是也。针入三分，补之。

【解读】

杨绍伊先生列咽痛一篇，又分上篇为咽痛，下篇为咽病，视为杂病，遂辨证模糊紊乱，注解非《汤液》而属岐黄。实际甘草汤方证、桔梗汤方证、猪肤汤方证皆属少阳病咽痛，即为半表半里阳证；半夏散及汤方证为太阳太阴合病；苦酒汤方证为太阳阳明合病；麻黄升麻汤方证属厥阴之咽痛。

经方辨证是根据症状反应用八纲分析是寒是热，并不是根据受寒邪、温邪，把喉痹分寒温，当是岐黄家言。

以上六卷是杨绍伊先生对《伤寒》全文的考证展示，考证的主要观点：《伤寒》是张仲景论广《汤液》而成，而不是据《内经》一人撰写而成。这一学术观点与卷首的序考，对研究中国医学史、经方医学体系有着重大参考价值。

不过遗憾的是，杨绍伊先生未能认识《汤液》的六经，是症状反应的六经，是来自八纲的六经，而受后世影响，受《难经》"伤寒有五"影响，以外邪六气致病释六经、释病证，仍以伤寒杂病分篇。

但值得称赞的是，杨绍伊先生考证了《伤寒》是由张仲景论广《汤液》而来，使我们清楚了经方的理论体系，是渊自神农时代，开始以"本草石之寒温，量疾病之浅深"，即以八纲辨证，以八纲用药，即在表用汗法，在里用吐下法，进行用药总结，这即是《本经》的出现。继发展为用复方治病，总结方

证经验，这便是《汤液》的出现。发展至东汉，方证经验的不断丰富，对疾病认识不断深化，尤其对病位的认识，不但有表有里，还有半表半里，这样治病不只是用汗下吐法，而增用了和法，便形成了完善的六经辨证论治体系。杨绍伊的考证，佐证了经方医学发展史。

汤液经卷六终

汤液经卷末

〔商〕伊尹著　〔汉〕张机广论《胎胪药录》又广《平脉辨证》

成都杨师尹绍伊　考次

华阳刘复民叔　补修

辨脉法

脉蔼蔼如车盖①者，名曰秋脉也^{秋脉，一作阳结。误}。

脉累累如循琅玕②者^{琅玕，原误长竿，今改正}，名曰夏脉也^{夏脉，一作阴结，误}。

脉瞥瞥如羹上肥③者，阳气微也。

脉萦萦如蜘蛛丝④者，阴气衰也^{阴气，一作阳气。误}。

脉绵绵如泻漆之绝⑤者，亡其血也。

脉来缓，时一止复来者，名曰结脉。脉来数，时一止复来者，名曰促^{一作纵}脉。阳盛则促，阴盛则结，此皆病脉。

阴阳相抟名曰动，阳动则汗出，阴动则发热。形冷恶寒者，此三焦伤也。若数脉见于关上，上下无头，尾如豆大，厥厥动摇者，名曰动也。

阳脉浮大而濡，阴脉浮大而濡，阴脉与阳脉同等者，名曰缓也。

脉浮而紧者，名曰弦也。弦者，状如弓弦按之不移也。脉紧者，如转索无常也。

脉弦而大，弦则为减，大则为芤⑥，减则为寒，芤则为虚，寒虚相抟，此名为革。妇人则半产⑦漏下，男子则亡血失精。

阳脉浮^{一作微}，阴脉弱，则血虚，血虚则筋惕，其脉沈⑧者，荣气微也；其脉浮而汗出如流珠者，卫气衰也。荣气微加烧针，血流不行，更发热而躁烦也。

脉浮而数，浮为风，数为虚；风为热，虚为寒；风虚相抟则洒淅⑨恶寒也。

诸脉浮数，当发热而洒淅恶寒。若有痛处，饮食如常者，畜积有脓也。

脉浮而大，心下反坚，有热，属脏者，攻之不令发汗；属腑者，不令溲数，溲数则大便坚。汗多则热愈，汗少则便难，脉迟尚未可攻。

脉浮而大，浮为风虚，大为气强，风气相抟，必成隐疹⑩。身体为痒痒者，名泄风，久久为痂癞_{眉少发稀，身有干疮而腥臭也。}

脉浮而洪，身汗如油，喘而不休，水浆不下，形体不仁，乍静乍乱，此为命绝也。又未知何脏先受其灾。若汗出，发润，喘不休者，此为肺先绝也。阳反独留，形体如烟熏，直视摇头者，此为心绝也。唇吻反青，四肢漐习者，此为肝绝也。环口黧⑪黑，柔汗⑫发黄者，此为脾绝也。溲便遗失⑬，狂言，目反直视者，此为肾绝也。又未知何脏阴阳前绝。若阳气前绝，阴气后竭者，其人死，身色必青。阴气前绝，阳气后竭者，其人死，身色必赤，腋下温，心下热也。

脉浮而滑，浮为阳，滑为实，阳实相抟，其脉数疾，卫气失度。浮滑之脉数疾，发热汗出者，此为不治。

脉阴阳俱紧者，口中出气，唇口干燥，蜷卧足冷，鼻中涕出，舌上胎滑，勿妄治也。到七日以来，其人微发热，手足温者，此为欲解。或到八日以上，反大发热者，此为难治。设使恶寒者，必欲呕也；腹内痛者，必欲利也。

脉阴阳俱紧，至于吐利，其脉独不解，紧去人安，此为欲解。

若脉迟至六七日，不欲食，此为晚发，水停故也，为未解；食自可者，为欲解。病六七日，手足三部脉皆至，大烦而口噤不能言，其人躁扰者，必欲解也。若脉和，其人大烦，目重，睑内际黄者，此欲解也。

脉浮而迟，面热赤而战惕者，六七日当汗出而解。反发热者，差。迟迟为无阳，不能作汗，其身必痒也。

问曰：脉有阴阳，何谓也？答曰：凡脉大、浮、数、动、滑，此名阳也。脉沉、涩、弱、弦、微，此名阴也。凡阴病见阳脉者生，阳病见阴脉者死。

问曰：脉有阳结、阴结者此"脉"字，当，何以别之？答曰：其脉浮而数，能食不大便者，此为实，名曰阳结也，期十七日当剧。其脉沉而迟，不能食，身体重，大便反坚，名曰阴结也，期十四日当剧。

问曰：病有洒淅恶寒而复发热者何？答曰：阴脉不足，阳往从之；阳脉不足，阴往乘之。曰：何谓阳不足？答曰：假令寸口脉微，名曰阳不足，阴气上入阳中，则洒淅恶寒也。曰：何谓阴不足？答曰：尺脉弱，名曰阴不足，阳气下陷入阴中，则发热也。

问曰：病有战而汗出，因得解者，何也？答曰：脉浮而紧，按之反芤，此为本虚，故当战而汗出也。其人本虚，是以发战，以脉浮，故当汗出而解也。若脉浮而数，按之不芤，此人本不虚，若欲自解，但汗出耳，不发战也。

问曰：病有不战而汗出解者，何也？答曰：脉大而浮数，故知不战汗出而解也知字当衍。

问曰：病有不战不汗出而解者，何也？答曰：其脉自微，此以曾发汗，若吐、若下、若亡血，以内无津液，此阴阳自和，必自愈。故不战不汗出而解也。

问曰：伤寒三日，脉浮数而微，病人身凉和者，何也？答曰：此为欲解也，解以夜半。脉浮而解者，濈^⑭然汗出也。脉数而解者，必能食也。脉微而解者，必大汗出也。

问曰：假令病人欲差，脉而知愈，故以别之^⑮？答曰：寸关尺大小、迟疾、浮沉同等，虽有寒热不解者，此脉阴阳为平复，当自愈。

问曰：凡病欲知何时得，何时愈。答曰：假令夜半得病者，明日日中愈；日中得病者，夜半愈。何以言之？日中得病夜半愈者，以阳得阴则解也；夜半得病明日日中愈者，以阴得阳则解也。

【注释】

① 蔼蔼如车盖：像伞形车盖密密云集一般。蔼蔼：音 ǎi ǎi，云密集的样子。陶渊明《停云》诗："停云蔼蔼，时雨濛濛。"车盖：车上伞形的顶篷。这里形容秋天常脉浮大轻盈之象。

② 累累如循琅玕：像顺着抚摩光润如珠的玉石串一般。累累：音 léi léi，重叠连串的样子。古诗《十五从军征》："遥看是君家，松柏冢累累。"循：顺着抚摩。《汉书·李陵传》："立政……即目视陵，而数数自循其刀环。"琅玕：类似珠玉的美石。《山海经·西山经》："槐江之山，其上多琅玕。"这里形容夏天常脉滑利如珠之象。

③ 瞥瞥如羹上肥：像羹汤上飘浮的肥肉一般。"瞥瞥"为"潎潎"之假借。潎潎：音 pì pì，鱼游水貌。《文选》晋·潘岳《秋兴赋》："澡秋水之涓涓兮，玩游鯈之潎潎。"又《脉经》此句"瞥瞥"正作"潎潎"。这里形容阳气微弱之脉浮软无力之象。

④ 萦萦如蜘蛛丝：像蜘蛛丝盘环缠绕一般。萦萦：音 yíng yíng，缠绕，盘旋。《诗·周南·樛木》："南有樛木，葛藟萦之。"这里形容阴气衰少之脉细软联绵之象。

⑤ 绵绵如泻漆之绝：像倾倒油漆快要倒尽时，油漆滞着，流动艰涩缓慢，但仍连绵不断一般。绵绵：连绵不断的样子。泻漆：倾倒油漆。这里形容血亏之脉艰涩无力、迟缓绵绵之象。

⑥ 芤：音 kōu，脉象的一种。脉来浮大而软，按之中空，如捻葱管。

⑦ 半产：即小产，胎儿不足月而流产。

⑧ 沈：沉的异体字。

⑨ 洒淅：音xiǎn xī，形容恶寒貌。洒：寒栗的样子。张仲景《金匮要略·痉湿暍病脉证治》："洒洒然毛耸。"

⑩ 隐疹：即瘾疹。见前卷解释。

⑪ 黧：音lí，黑黄色。《楚辞》汉·王褒《九怀·蓄英》："芬蕴兮徽黧，思君兮无聊。"洪兴祖补注："黧，黑黄。"

⑫ 柔汗：细微的汗，柔，细嫩。《诗·小雅·采薇》："采薇采薇，薇亦柔止。"

⑬ 溲便遗失：小便、大便失禁。

⑭ 濈：音jí，很快地，此处指很快汗出，表邪得解。《文选》三国魏·曹植《七启》："翔尔鸿翥，濈然凫没。"李善注："濈，疾貌也。"

⑮ 故以别之：以脉象的什么状态来区别病人和将愈的患者？故，缘故，原因。《荀子·宥坐》："吾语汝其故。"

【解读】

对本篇卷首有说明，请参阅。应当指出的是，这里有关促脉的概念，与《伤寒》促脉概念根本不同，应结合有关条文研读。

平脉法上

问曰：脉有三部，阴阳相乘。荣卫血气，在人体躬。呼吸出入，上下于中。因息游布，津液流通。随时动作，效象形容①。春弦秋浮，冬沉夏洪。察色观脉，大小不同。一时之间，变无经常。尺寸参差②，或短或长。上下乖错，或存或亡。病辄改易，进退低昂。心迷意惑，动失纪纲。愿为缕陈，令得分明。师曰：子之所问，道之根源。脉有三部，尺寸及关。荣卫流行，不失衡铨③。肾沉心洪，肺浮肝弦。此自经常，不失铢分。出入升降，漏刻周旋。水下二刻，脉一周身。旋复寸口，虚实见焉。变化相乘，阴阳相干。风则浮虚，寒则紧弦。沉潜水滀④，支饮急弦。动弦为痛，数洪热烦。设有不应，知变所缘。三部不同，病各异端。太过可怪，不及亦然。邪不空见，中必有干。审察表里，三焦别分。知其所舍，消息诊看。料度腑脏，独见若神。

为子条记，传与贤人。

师曰：呼吸者，脉之头也。初持脉，来疾去迟，此为出疾入迟，为内虚外实。初持脉，来迟去疾，此为出迟入疾，为内实外虚也。

师曰：脉肥人责浮，瘦人责沉。肥人当沉今反浮，瘦人当浮今反沉，故责之。

师曰：寸脉下不至关为阳绝，尺脉上不至关为阴绝，此皆不治，决死也。若计其余，命生死之期，期以月节克之也。

师曰：脉病人不病，名曰行尸，以无王气⑤，卒⑥眩仆不识人者，短命则死。人病脉不病，名曰内虚，以无谷神⑦，虽困无苦。

问曰：上工望而知之，中工问而知之，下工脉而知之，愿闻其说。师曰：病家人请，云病人苦发热，身体疼，病人自卧。师到，诊其脉沉而迟者，知其差也。何以知之？若表有病者，脉当浮大，今脉反沉迟，故知愈也。假令病人云腹内卒痛，病人自坐。师到，脉之浮而大者，知其差也。何以知之？若里有病者，脉当沉而细，今脉浮大，故知愈也。

师曰：病家人来请，云病人发热烦极。明日师到，病人向壁卧，此热已去也。设令脉不和，处⑧言已愈。设令向壁卧，闻师到不惊起而盼视，若三言三止，脉之咽唾者，此诈病也。设令脉自和，处言汝病太重，当须服吐下药，针灸数十百处乃愈。

师持脉，病人欠者，无病也。脉之因伸者，无病也。脉之呻者，病也。言迟者，风也。摇头言者，里痛也。行迟者，表强也。坐而伏者，短气也。坐而下一膝者，腰痛也。里实，护腹如怀卵物者，心痛也。

师曰：伏气⑨之病，以意候之，今月之内，欲有伏气。假令旧有伏气，当须脉之。若脉微弱者，当喉中痛似伤，非喉痹也。病人云实咽中痛，虽尔，今复欲下利。

问曰：经说脉有三菽⑩、六菽重者，何谓也？师曰：脉人以指按之，如三菽之重者，肺气也；如六菽之重者，心气也；如九菽之重者，脾气也；如十二菽之重者，肝气也；按之至骨者，肾气也菽者，小豆也。假令下利，寸口、关上、尺中悉不见脉，然尺中时一小见，脉再举头一云按投。者，肾气也。若见损脉来至，为难治。损谓所胜脾，脾胜不应时

问曰：东方肝脉，其形何似？师曰：肝者，木也，名厥阴。其脉微弦、濡弱而长，是肝脉也。肝病自得濡弱者，愈也。假令得纯弦脉者，死。何以知之？以其脉如弦直，此是肝脏伤，故知死也。

南方心脉，其形何似？师曰：心者，火也，名少阴。其脉洪大而长，是心脉也。心病自得洪大者，愈也。假令脉来微去大，故名反病在里也。脉来头小本大，故名覆病在表也。上微头小者，则汗出。下微本大者，则为关格不通，不得尿，头无汗者，可治；有汗者，死。

西方肺脉，其形何似？师曰：肺者，金也，名太阴。其脉毛浮也。肺病自得此脉，若得缓迟者，皆愈；若得数者，则剧。何以知之？数者，南方火，火克西方金，法当痈肿，为难治也。

问曰：二月得毛浮脉，何以处言至秋当死？师曰：二月之时，脉当濡弱，反得毛浮者，故知至秋死。二月肝用事，肝属木，脉应濡弱，反得毛浮脉者，是肺脉也，肺属金，金来克木，故知至秋死。他皆仿此。

师曰：立夏得洪一作浮。大脉，是其本位。其人病，身体若疼重者，须发其汗。若明日身不疼不重者，不须发汗。若汗濈濈

自出者，明日便解矣。何以言之？立夏脉洪大，是其时脉，故使然也。四时仿此。

师曰：病人脉微而涩者，此为医所病也。大发其汗，又数大下之，其人亡血，病当恶寒而发热无休止时。夏月盛热而欲著复衣，冬月盛寒而欲裸其体，所以然者，阳微即恶寒，阴弱即发热。医发其汗使阳气微，又大下之令阴气弱。五月之时，阳气在表，胃中虚冷，以阳气内微，不能胜冷，故欲著复衣；十一月之时，阳气在里，胃中烦热，以阴气内弱，不能胜热，故欲裸其体。又阴脉迟涩，故知亡血。

问曰：尝为人所难，紧脉何所从而来？师曰：假令亡汗，若吐，肺中寒，故令紧。假令咳者，坐饮冷水⑪，故令紧。假令下利者，以胃中虚冷，故令紧也。

问曰：人不能饮，其脉何类？师曰：其脉自弦弦，一作涩。唇口干燥也。

问曰：人魄⑫者，其脉何等类？师曰：其脉自浮而弱，面形乍白乍赤。

问曰：人病恐怖，其脉何类？师曰：脉形如循丝，累累⑬然，其面白脱色也。

问曰：脉有残贼，何谓？师曰：脉有弦、有紧、有涩、有滑、有浮、有沉，此六脉为残贼，能与诸经作病。

问曰：脉有灾怪，何谓？师曰：假令人病，脉得太阳脉，与病形证相应，因为作汤。比还送汤之时⑭，病者因反吐，若下利，病腹中痛，因问：言我前来脉时不见此证。今反复变异故，是名为灾怪。因问：何缘作此吐利？答曰：或有先服药今发作，故为灾怪也。

问曰：翕奄⑮沉，名曰滑，何谓？师曰：沉为纯阴，翕为正阳，阴阳和合，故脉滑也。

问曰：脉有相乘，有从[16]、有横、有逆、有顺，何谓也？师曰：水行乘火，金行乘木，名曰从。火行乘水，木行乘金，名曰横。水行乘金，火行乘木，名曰逆。金行乘水，木行乘火，名曰顺。

问曰：濡弱何以反适十一头[17]？师曰：五脏六腑相乘，故令十一。

问曰：何以知乘腑？何以知乘脏？师曰：诸阳浮数为乘腑，诸阴迟涩为乘脏也。

【注释】

① 效象形容：仿效其征象，描画其容貌。

② 参差：双声联绵字，不齐的样子。《诗·周南·关雎》："参差荇菜，左右流之。"

③ 衡铨：指秤。衡：秤杆，秤。《荀子·礼论》："衡诚县矣，则不可欺以轻重。"铨：音 quán，秤。《汉书·王莽传》："考量以铨。"以处引申为常度。

④ 滀：音 chù，（水）停聚。桓宽《盐铁论·授时》："通滀水，出轻系。"（轻系：指罪轻的囚犯。）

⑤ 王气：似指脉象从容和缓，圆润有根。

⑥ 卒：音 cù，通"猝"，突然。杜甫《北征》："潼关百万师，往者散何卒？"

⑦ 谷神：当指胃气。

⑧ 处：此处指医生对患者的处理、嘱咐。敦煌《难陀出家缘起》文曰："师兄处分再三。"

⑨ 伏气：指邪气伏藏体内，经过一段时期发病。病势由里达表，病程缠绵多变。

⑩ 菽：音 shū，豆类的总称。《诗·豳风·七月》："黍稷重穋，禾麻菽麦。"

⑪ 坐饮冷水：自饮冷水。坐：自。鲍照《芜城赋》："孤蓬自振，惊砂坐飞。"

⑫ 媿：音 kuì，愧的异体字，惭愧，羞愧。《孟子·尽心上》："仰不愧于天，俯不怍于人。"

⑬ 纍纍：音 léi léi，亦作"纍纍"，今写作"累累"，重叠连串的样子。古诗《十五从军征》："遥看是君家，松柏冢累累。"

⑭ 比还送汤之时：等到返回（给患者）送汤药之时。比：等到。《韩非子·难一》："比至，则已斩之矣。"还：返回。《诗·小雅·何人斯》："尔还而入，我心易也。"郑笺："还，行反也。"

⑮ 奄：音 yǎn，覆盖，包括。《诗·周颂·执競》："自彼成康，奄有四方。"郑笺："奄，犹覆也。"

⑯ 从：通"纵"，竖的，直的。《楚辞·招魂》："豺狼从目，往来侁侁些。"

⑰ 反适十一头：类推探测十一个（脏腑的证候）。反：类推，类及。《论语·述而》："举一隅不以三隅反，则不复也。"适：探测，探查。《素问·五脏别论》："凡治病，必察其下，适其脉，观其志意与其病也。"

【解读】

经方、《汤液》论脉主以太过与不及，即以八纲为主，多紧密结合症状论述，很少单独以脉测证。本篇各条前虽有"问曰""师曰"，但从内容及文句看，多不似《汤液》所有，究竟出自何处，有待考证。

平脉法下

寸口卫气盛名曰高，荣气盛名曰章，高章相抟名曰纲。卫气弱名曰愠①，荣气弱名曰卑，愠卑相抟名曰损。卫气和名曰缓，荣气和名曰迟，缓迟相抟名曰沉。

寸口脉缓而迟，缓则阳气长，其色鲜，其颜光，其声商，毛发长；迟则阴气盛，骨髓生，血满，肌肉紧薄鲜鞕②。阴阳相抱，荣卫俱行，刚柔相得，名曰强也。

寸口脉浮为在表，沉为在里，数为在腑，迟为在脏。假令脉迟，此为在脏也。

寸口诸微亡阳，诸濡亡血，诸弱发热，诸紧为寒，诸乘寒者，则为厥，郁冒不仁，以胃无谷气，脾涩不通，口急不能言，战而栗也。

寸口脉浮而紧，浮则为风，紧则为寒，风则伤卫，寒则伤荣，荣卫俱病，骨节烦疼，当发其汗也。此条旧在《辨脉法篇》内，又《可汗篇》亦有此文，论末有"宜麻黄汤"四字。案：凡云宜某汤者，悉为《平脉辨证》中之文，《胎胪药录》例言属某汤。二家之书，即以分疆。《辨脉法》为《胎胪药录》之一篇，《平脉法》为《平脉辨证》之一篇，此条言宜某汤，知此条本为《平脉辨证》篇中之文，宜以之次入《平脉法篇》。又此条论首有"寸口"二字。案：《平脉法篇》内，凡论病脉之文，论首悉有"寸口""趺阳"等字样。《辨脉法篇》有"寸口""趺阳"字样者，连此共止七条，余之大多并无之。以此条本为《平脉辨证》之文准之，知此七条必亦悉如此条，并为《平脉辨证》中之文。叔和以之次入《辨脉法篇》，误。今悉将此七条，归还于《平脉法篇》内，用清门户。因此七条若本为《辨脉法篇》中之文者，则余之大多亦应悉有"寸口""趺阳"字样，而无之者，则此七条，本与之非为一类，即此即可决其本非《辨脉法篇》中之文。而此七条有"寸口""趺阳"字样，实与《平脉法篇》中之条为一类，即此即可证其实为《平脉辨证》中之文也。兹即将此条，改而归入之于此

寸口脉阴阳俱紧者，法当清邪中于上焦，浊邪中于下焦。清邪中上，名曰洁也；浊邪中下，名曰浑也。阴中于邪，必内栗也，表气微虚，里气不守，故使邪中于阴也。阳中于邪，必发热头痛，项强颈挛，腰痛胫酸，所谓阳中雾露之气。故曰：清邪中上，浊邪中下。阴气为栗，足膝逆冷，便溺妄出，表气微虚，里气微急，三焦相溷③，内外不通。上焦怫音佛下同郁④，脏气相熏，口烂食断也。中焦不治，胃气上冲，脾气不转，胃中为浊，荣卫不通，血凝不流。若卫气前通者，小便赤黄，与热相抟，因热作使，游于经络，出入脏腑，热气所过，则为痈脓；若阴气前通者，阳气厥微厥逆也，阴无所使，客气内入，嚏而出之，声嗢⑤咽塞，寒厥相追，为热所拥，血凝自下，状如豚肝，阴阳俱厥，脾气孤弱，五液注下。下焦不盍一作阖，清便下重，令便数难，脐筑湫⑥痛，命将难全。

寸口脉微，尺脉紧，其人虚损多汗，知阴常在，绝不见阳也。

寸口脉微而涩，微者，卫气不行；涩者，荣气不逮⑦。荣卫不能相将⑧，三焦无所仰⑨，身体痹不仁。荣气不足则烦疼，口难言。卫气虚者则恶寒，数欠，三焦不归其部，上焦不归者，噫而酢吞⑩；中焦不归者，不能消谷引食；下焦不归者，则遗溲。

寸口脉微而涩，微者，卫气衰；涩者，荣气不足。卫气衰，面色黄。荣气不足，面色青。荣为根，卫为叶，荣卫俱微，则根叶枯槁而寒栗，咳逆，唾腥，吐涎沫也。

寸口脉微而缓，微者，卫气疏，疏则其肤空；缓者，胃气实，

实则谷消而水化也。谷入于胃，脉道乃行，水入于经，其血乃成。荣盛则其肤必疏，三焦绝经，名曰血崩。 荣盛则其肤必疏，三焦绝经"，此二句文有误。疑当作：荣盛而其肤疏，必 三焦绝经，名曰血崩

寸口脉弱而缓，弱者，阳气不足；缓者，胃气有余。噫而吞酸，食卒不下，气填于膈上也一作下。

寸口脉弱而迟，弱者，卫气微；迟者，荣中寒。荣为血，血寒则发热。卫为气，气微者，心内饥，饥而虚满，不能食也。

寸口脉浮大，医反下之，此为大逆。浮即无血，大即为寒，寒气相抟，即为肠鸣。医乃不知，而反饮水，令汗大出，水得寒气，冷必相抟，其人即𫠜⑪。 音噎。此条曲解有误。大为热，大为病进，浮大之脉，在表。浮为病在太阳，大为传之阳明。脉浮大者，风也，当发其汗。医反下之，伐其内阳，胃中虚冷，又以水饮之，虚冷与水相抟，其人即𫠜，非大为寒也

寸口脉浮而大，浮为虚，大为实。在尺为关，在寸为格。关则不得小便，格则吐逆。

趺阳脉伏而涩，伏则吐逆，水谷不化。涩则食不得入，名曰关格。

趺阳脉不出，脾不上下，身冷肤鞕。

趺阳脉浮而芤，浮者，卫气虚；芤者，荣气伤。 卫当为胃，荣当为脾字之误也 其身体瘦，肌肉甲错，浮芤相抟，宗气微衰，四属断绝。 脾病不能行津液，四肢不得禀水谷之气

趺阳脉浮，浮则为虚，浮虚相抟，故令气𫘬，言胃气虚竭也。脉滑则为哕，此为医咎⑫，责虚取实，守空迫血。脉浮，鼻中燥者，必衄也。

趺阳脉滑而紧，滑者，胃气实；紧者，脾气强。持实击强，痛还自伤，以手把刃，坐作疮也。 趺阳脉滑而紧，"紧"字当是"数"字之讹。数为热，热消谷，故为脾气强。紧为寒，有寒脾气何得强？持实击强者，谓恃胃能食，而多食以损脾，则痛还自伤，如以手把刃也

趺阳脉大而紧者，当即下利，为难治。

趺阳脉微而紧，紧则为寒，微则为虚，微紧相抟，则为短气。

趺阳脉沉而数，沉为实，数消谷。紧者，病难治。

趺阳脉迟而缓，胃气如经也。趺阳脉浮而数，浮则伤胃，数则动脾，此非本病，医特下之所为也。荣卫内陷，其数先微，脉反但浮，其人必大便坚，气噫而除。何以言之？脾脉本缓，今数脉动脾，其数先微，故知脾气不治，大便坚，气噫而除。今脉反浮，其数改微，邪气独留，心中则饥，邪热杀谷，潮热发渴。数脉当迟，缓脉因前后度[13]，数如前病者，则饥；数脉不时，则生恶疮。

趺阳脉浮而涩，少阴脉如经者，其病在脾，法当下利。何以知之？若脉浮大者，气实血虚也。今趺阳脉浮而涩，故知脾气不足，胃气虚也。以少阴脉弦而浮^{一作沉}，才见此为调脉^{才仅也}故称如经也。若反滑而数者，故知当屎脓也^{《玉函》作溺}。

趺阳脉紧而浮，浮为气，紧为寒。浮为腹满，紧为绞痛，浮紧相抟，肠鸣而转，转即气动，膈气乃下。少阴脉不出其阴，肿大而虚也。

关尺自平，阳明脉微沉，食饮自可。少阴脉微滑，滑者，紧之浮名也，此为阴实，其人必股内汗出，阴下湿也。

少阴脉弱而涩，弱者微烦，涩者厥逆。

少阴脉不至，肾气微，少精血，奔气促迫，上入胸膈，宗气反聚，血结心下，阳气退下，热归阴股，与阴相抟^{转，原误动，今改正}，令身不仁，此为尸厥，当刺期门、巨阙。

【注释】

①慄：音dié，恐惧貌。班固《东都赋》："（西都宾）慄然意下，捧手欲辞。"这里指按之无力的脉象。

②鞕：音yìng，硬的异体字，坚硬。白居易《红线毯》诗："太原毯涩毳缕鞕，蜀都褥薄绵花冷。"

③ 涽：音 hùn，混杂，混乱。《汉书·谷永传》："乱服共坐，流湎媟嫚，涽殽无别。"这里形容三焦气逆，功能混乱。

④ 郁：悒郁，心情不舒畅。东方朔《七谏·沉江》："心怫郁而内伤。"这里形容上焦气郁，不得宣发。

⑤ 喝：音 wà，气塞。

⑥ 湫：音 qiū，凉。宋玉《高唐赋》："湫兮如风，凄兮如雨。"

⑦ 逮：至，及。贾谊《陈政事疏》："材之不逮至远也。"

⑧ 相将：共同奉养（周身）。相：共同，一起。《孟子·离娄下》："其妻……与其妾讪其良人，而相泣于中庭。"将：音 jiāng，奉养。黄庭坚《宿广惠寺》诗："不遑将母伤今日，无以为家哭此生。"

⑨ 仰：依赖，仰仗。《韩非子·外储说左上》："不恃仰人而食。"这里指三焦得不到足够气血的奉养，无法发挥正常功用。

⑩ 噫而酢吞：嗝气，反酸，吞酸。噫：音 ài，出气。《庄子·齐物论》："夫大块噫气，其名为风。"酢：音 cù，醋。《隋书·崔弘度传》："长安为之语曰：宁饮三升酢，不见崔弘度。"这里指胃中酸水。

⑪ 饲：音 yē，同噎，食物堵住喉咙。《灵枢·刺节真邪》："病恶埃烟，饲不得息。"

⑫ 咎：音 jiù，过失。《诗·小雅·伐本》："宁适不来，微我有咎。"毛传云："咎，过也。"

⑬ 度：音 duó，本义为量，引申为揣测、估计。《诗·小雅·巧言》："他人有心，予忖度之。"

【解读】

本卷都列为遗论，大部分为王叔和所撰集，杨绍伊先生在卷首有详细的说明，仔细阅读可自明。值得注意的是，《伤寒》的促脉与《脉经》的促脉不同，应结合六经和具体方证进行分析。

汤液经卷末终

附　录

成都杨师尹绍伊　撰

华阳刘复民叔　校

辨中风伤寒温病

或问中风、伤寒、温病之辨，愚曰：病在表名中风，在里名伤寒、名温病。或曰：何以知风、寒、温之辨在表里也？曰：《汤液经》中，除太阳篇篇首所举论者外，全经中明标出"中风"二字以立论者，共有十条。此十条所论，均为表病。故知中风者，表病名也。又《汤液经》中，虽无明标出"伤寒"二字以立论之文，然其论文中有"寒"字者，亦有四条。此四条所论，均为里证。故知伤寒者，里病名也。《汤液经》中，又屡言："此表欲解，可攻里也。""此表解里未和也。"以是知温病者，亦里病名也。此外论中风为表病，伤寒为里病之文，更有一明文证据。即阳明篇篇首云："阳明病，能食名中风，不能食名中寒。"而其下叙中寒不能食条之证象，全为里证。叙欲食条之证象，全为表病，兹亦为其铁案之一云。夫吹者为风，风之吹力，不能迳入脏腑，只能及于外表，故名表病为中风，盖纪实也。及其传于里也，为由经气输入，亦由经气输出，皆非出自吹力；既已失去吹力，则亦失去风性，故不能仍谓之风。直本其寒温之气，名之伤寒、温病，亦纪实而已，非故以表里强分之也。

或曰：温病亦有在表者否？曰：太阳篇云："若发汗已，身灼热者，名曰风温。"此即为在表者也。曰：何以明之？曰：因此条下文云："风温为病，脉阴阳俱浮，自汗出，身重，多眠睡，鼻息必鼾①，言语难出。"以是明之也。夫脉浮为病在表，此条言脉浮，故知其属表病也。风中于表，侵入经络：若属寒风，则必体痛；若属温风，则必身重。此为风温，故自汗出身重也。又《金匮》云："脉浮者在前，其病在表；浮者在后，其病在里。"此言"脉阴阳俱浮"，知其病为已传入里。如所言"多眠睡鼻息必鼾"，即为邪传少阳里之征。少阳篇云"三阳合病，脉浮大，上关上，但欲眠睡，目合则汗"是也。所言"言语难出"，即为邪传阳明里之征。阳明篇云"三阳合病，腹满，身重，难以转侧，口不仁，言语面垢，向经谵语遗尿，发汗则谵语，下之则额上生汗，手足逆冷。若自汗出者，白虎汤主之"是也。或曰：然则治风温之方，即为是条之方白虎汤乎？曰：在太阳、少阳及三阳合病，则是条之方白虎汤为其主方。若在太阳表，或太阳阳明并病，则栀豉汤为其主方。栀豉汤论云："脉浮而紧，咽燥口苦，腹满而喘，发热汗出，不恶寒，反恶热，身重，若发汗则躁，心愦愦，反谵语。若加烧针，必怵惕烦躁不得眠。若下之，则胃中空虚，客气动膈，心中懊憹，舌上胎者，栀子豉汤主之。"此即为其对症之证云。或曰：敢问此二方所以为治风温主方之道？曰：风温为表病，表病当以汗解，豆豉、石膏均为发汗解表之药故也。栀豉、白虎二方，均为发汗解表之方。而二方方论，俱戒发汗者，以其不可用麻、桂、羌、柴、葛根、细辛、防风、苍耳等药以发汗。因麻、桂、羌、柴等，为中寒风解表之药，以之治风温，譬犹以油灭火，反涨②其焰故也。或曰：据栀豉、白虎二方论，风温为不可发汗者也，而此条言发汗已、身灼热、名曰风温者，无其未发汗、身未见灼热前，不易识其为风温欤，抑为误治之欤？曰：非必待发汗已、身灼热，乃识之也，亦非误治之也。施治

213

次第，当如是也。夫风温亦中风表病之一也。风性至不纯，有挟拥寒气之风，有挟拥热气之风；而挟拥寒气之风，又不能禁止其不挟热；挟拥热气之风，又不能禁止其不挟湿。且风之自远而至也，沿途征役③，蛊毒④之气，鬼疰⑤之气，悉化驺从⑥。蛊毒之气，即万物散放之毒也；鬼疰之气，即万物尸朽之气及其病气也。风气中无气不有，故其中人而为病也。有为风寒湿痹者，有为癥瘕、坚结者，有为消渴、温疟者，有为结胸、心悸者，有为呕吐、下利者，有为发黄、发狂者，有为诸惊，有为诸痫，有为诸痛，有为诸疮，诸般杂症，万不同之证象，皆由风作，故曰："风者百病之长也。"且夫病之起也，每有先中热风而未即病，后中寒风而始并病者；先受水湿而未即病，后因中暍而始并病者；又有因邪气被制伏于一时，未能有所动作，俟得间乃出而跳梁者。如寒热并中之病，热气常为寒所胜伏，未得肆其猖狂，待表解寒去之后，始脱免制克而大显其身手。故病每多于汗吐下后，底蕴乃得尽见也。《辨脉法篇》云："脉阴阳俱紧者，口中出气，唇口干燥，蜷卧足冷，鼻中涕出，舌上胎滑，勿妄治也。到七日以来，其人微发热，手足温者，此为欲解。到八日以上，反大发热者，此为难治。"据是论之，病固有未现前，预难识其变化为何如者也。又有确知其为何病，依法亦当从后治者。十枣汤论云："表解者，乃可攻之。"承气汤论云："此表欲解，可攻里也。"盖寒热并中之病，当先治其寒，后除其热，此《汤液经》之定法也。广论云："伤寒脉浮，发热无汗，其表不解者，不可与白虎汤。渴欲饮水，无表证者，白虎汤主之。"广论此条所论，即谓寒热并中之病，先宜发汗解表；俟表解寒去之后，次乃清出其表里之热，其法即为自发汗已、身灼热、名曰风温而出者也。传曰："服桂枝汤，大汗出后，大烦渴不解，脉洪大者，白虎汤主之。"又曰："发汗吐下后，虚烦不得眠，若剧者，必反覆颠倒，心中懊恼，栀子豉汤主之。"此二条所论，亦为自发汗已、身灼热、名曰风温而出者也。发汗已，身灼热，名曰风温，为寒温两感之中风表病也。其曰发汗已、身灼热、名曰风温者，即言为发汗已、寒气去、其身反见灼热者，此为表有温邪，其病名曰风温也。若未发汗、身未见灼热前，其表之风寒未去，不得名为风温，止宜称为中风表病，如大青龙汤条然也。夫立法垂范，固宜举至繁委不简单者以示例，若开宗明义，即径举毫无曲折。如栀豉、白虎二方论中所云者以为说，设遇寒温两感之病，后世医人，将何所从以措其手哉？且汤液经经传此数条，论风温症象方治，如此其详且晰，近代医书，犹谬谓温病从口鼻入，非由表传里，使无《汤液经》于今医学更不知将荒唐至于何地也！

或曰：此辨论举证，至为明晰。第[⑦]因提及大青龙汤、十枣汤论，又引起予之迷惘。太阳篇云："太阳病，或已发热，或未发热，必恶寒，体痛呕逆，脉阴阳俱紧者，名曰伤寒。"此条谓发热、恶寒、体痛、呕逆、脉紧为伤寒，而大青龙汤条云："太阳中风，脉浮紧，发热恶寒，身疼痛，不汗出而烦躁者，大青龙汤主之。"此条又言发热、恶寒、身痛、脉紧为中风。十枣汤条云："太阳中风，下利呕逆，表解者，乃可攻之。其人漐漐汗出，发作有时，头痛，心下痞坚满，引胁下痛，干呕短气，汗出不恶寒者，此表解里未和也，十枣汤[⑧]主之。"此条又言呕逆为中风。究竟发热、恶寒、体痛、脉紧与呕逆，是中风，是伤寒？

愚曰：中风为表病，伤寒、温病为里病。大青龙汤所云之发热、恶寒、身疼痛、不汗出，为表中寒风之证，烦躁为温邪传里之征。大青龙汤为治寒温两感中风表病之剂，其论文中已叙有温邪传里证状[⑨]，独未叙及温邪在表之证象者。因温邪在表为寒气所胜伏，未能有所发抒，无状可述。第因热流迅急，寒性淹留，温邪得先传入

215

里，未遇制克，立即发为烦躁，故此独著言烦躁。夫既已现出烦躁，即从可占知其表必有温邪，故方用麻桂石膏两解之。此与发汗已、身灼热、名曰风温之症同，惟此条已见烦躁，故治用双解法；彼条未发汗前，身且未见灼热，量揣其必不烦躁，既表里均未见有温邪证象，故不宜用双解疗法，自当用先后分治法。此为见鸟发枪，子到无误之最妥最善方法也。因石膏不可妄投，既已身见恶寒而疼痛，业可确定其邪属寒而无疑。若未兼有温邪，而妄以石膏投之，是如灌井救溺，加速其灭顶焉已。故大青龙汤于论末亦著文明戒之云："若脉微弱，汗出恶风者，不可服。服之便厥，筋惕肉𫘬，此为逆也。"即为石膏言之也。

十枣汤所云之呕逆，为温病，为里证。十枣汤病之原，为表中风邪，传入少阳里三焦之原，为之霍乱。水谷之气，悉化于邪，为贼邪所拥，群趋库藏之宫。水渍入胃，口则作呕，走于肠间则作利。治之之法，宜先解表，表解风去之后，水邪失所领导，败退集结于胸膜胁膜之间，相引作痛，斯时必用十枣汤下其水。十枣汤为温病里证水结胸胁之下剂，故其全条所论，均属里证证象。论里证条，而论首题表病名者，为欲明其病为从表邪传来，兼欲著明治此病之法，即"表解者乃可攻之""此表解里未和也"二句是也。必须著此二句，以明其治，故必须于论首题"中风"二字，为此二句生根。

名伤寒条所云之呕逆，为伤寒，为里证。其所云之恶寒体痛，为表中寒风之证。此条为论伤寒里证之文，而著言中风表病证象者，为欲坐实其在里之邪为伤寒也。必其表所中之风为寒风，而后传入于里之邪，乃为伤寒，故此必须著言恶寒体痛也。其著言脉紧者，明病传也。广论云："伤寒一日，太阳受之，脉若静者，为不传。颇欲呕，若躁烦，脉数急者，乃为传。"脉数急，即紧脉也。呕逆与烦躁，均为邪气由表传里之首征。故大青龙汤著言烦躁，此条著言呕逆，即所以明示其在表之邪，已传入里。而大青龙汤及此条，又俱著言脉紧，即所以明示其入里之邪，为由传也。

或曰：此条之上条云：太阳病，发热汗出而恶风，其脉缓为中风，何谓也？曰：中风为表病，表分荣卫，卫为表中之表，荣为表中之里。风中于卫，则必恶风；侵入于荣，则必恶寒。此言恶风不言恶寒，知其邪尚未侵入于荣，当然未传入于里。未传入于里，则其病固在于表，故止能名之为中风，不得号之为伤寒与温病。

或曰：脉缓者，何也？曰：浮大而耎⑩谓之缓，浮则为风，浮则在表，大则为热，耎则为虚。《脉经》云："缓者多热。"得此脉象，若不恶寒，不可发汗；而恶寒者，仍当解表。表解之后，热邪不去，留在于表，名曰风温。悉传入里，名曰温病。

或曰：发热汗出者，何也？曰：发热者，正与邪争也。正与邪争则发热，邪与正争则恶寒，正邪交争则发热恶寒，正邪分争则往来寒热。或曰：正与邪争，何为而发热也？曰：为欲作汗也。何为欲作汗也？为欲驱邪也。驱邪何为作汗也？为欲迫邪气与汗气共并，而驱之出于体外也。此生理自然之作用也，亦生理自然之治疗也。每见有迁延数日，不药而愈者，皆是之故也。昔先圣人，即深察此生理自然作用之故，洞悉生理自然治疗之理，依其自然法则，制为发汗诸剂，助佐正气，迅速驱邪，使之出于体外，以免正气日衰，邪气日炽，濒于不救，而汤液学于是焉起。

或曰：经言发热汗出为荣弱卫强，何谓也？曰：卫强者，卫力能抗邪也。何以知其力能抗邪也？曰：因其未言恶寒也。不恶寒则邪气未侵入于荣，卫气抗邪，力能使邪不能越雷池一步，以攻入于荣，斯可谓之强矣。曰：荣弱者，何也？曰：因自汗也。弱者，少气也，汗出则气消，气消则荣弱矣。经曰："濡弱者汗自出。"此之谓也。

【注释】

① 鼾：音 hān，睡熟时打呼噜。《说文》："鼾，卧息也。"

② 涨：增长。《晋书·郭璞传》："其后沙涨，去墓数十里皆为桑田。"

③ 征役：征招报役之人。此处比喻风从远处吹过来，沿途自然卷带一些非常之气。

④ 蛊毒：自然界万物散放的伤害人的毒恶之气。

⑤ 鬼疰：自然界植物、动物尸体腐烂后散放的有传染性的毒戾之气。

⑥ 驺从：贵族、官僚出门时带的骑马的侍从。此处指蛊毒、鬼疰之气都被风所携带。驺，音 zōu。

⑦ 第：副词，但。《史记·淮阴侯列传》："第举兵，吾从此助公。"

⑧ 十枣汤：原作"大枣汤"，"大"字误，当作"十"。径改。

⑨ 证状：疾病的征象、状态。今写作"症状"，症："证"字病症义的后起专用字。

⑩ 耎：音 ruǎn，软弱。《庄子·胠箧》："惴耎之虫，肖翘之物，莫不失其性。"

【解读】

　　杨绍伊先生的功绩在于考证张仲景原序及《伤寒》为张仲景论广《汤液》而成，但未跳出以《内经》释《伤寒》的藩篱，前已做解读，本篇是其学术思想的典型，即未能以八纲解六经，而认为伤寒是伤于寒为里病，中风是伤于风为表病；又受《难经》"伤寒有五"的影响，把温病、伤寒等视为独立的病而见于六经各经中，致使完全不能理解六经实质，因此本篇可作为理解杨绍伊先生学术观点的参考资料，如作为理解六经的资料参考反成累赘。故本篇涉及有关《伤寒》的具体内容、具体观点不再一一注解、解读，宜参阅有关专著。

　　由以上可知，杨绍伊先生的著作，给予我们很大启示，《伤寒》的撰成不是由一人、一个朝代完成的，而是由数代人实践再实践、认识再认识，亦即前人传下来的经验，几经注解再注解，亦即论广再论广，不断积累正确、科学的经验，修正错误、去伪存精，使经验理论逐渐完善。《伤寒》中的许多内容就反映了这一史实，如第 15 条："太阳病，下之后，其气上冲者，可与桂枝汤，方用前法；若不上冲者，不得与之。"又如第 16 条："太阳病三日，已发汗，若吐、若下、若温针，仍不解者，此为坏病，桂枝不中与之也，观其脉证，知犯何逆，随证治之。桂枝本为解肌，若其人脉浮紧、发热、汗出者，不可与之也。常须识此，勿令误也。"按杨绍伊先生分析这些条文是《汤液》原文，从字句结构看，也是经过多次注解、论广者。必须经过一些深刻的教训，"如服之则厥逆，筋惕肉𥆧，此为逆也""阳明病，心下硬满者，不可攻下。攻之，利遂不止者死；利止者愈"。对一个方证的认识尚且如此，那么对六经理论的形成，可知更是要经过更多的经验教训，几经反复才能得到正确的认识。

杨绍伊先生的考证正说明了这一问题，千百年来，人们不断"论广"《汤液》，论著几百种，资料难以数计，都力图使经方这块瑰宝更精美、更科学。但其发展是曲折的、艰难的。由于种种历史原因，长期以来认为《伤寒》是张仲景据《内经》一人撰成，杨绍伊先生的考证纠正了这一错误观点，起到了正本清源的作用，这将推进经方学术正确发展。但由于一个人的生命有限、临床实践有限，解读经方理论体系，须要阅读能力和临床验证，对伤寒、温病等概念，对具体的方证、六经实质等，须一一进行探讨，去伪存精的工作尚需几代人共同完成，继承和弘扬中医须历代努力。

论方药分量

郑玄《仪礼·既夕》《礼记·儒行》注云："十黍[①]为絫[②]，十絫为铢。"颜师古《汉书·律历志》注亦云："十黍为絫，十絫为一铢。"又刘向《说苑·辨物》云："十六黍为一豆，六豆为一铢，二十四铢重一两。"班固《汉书·律历志》云："一龠容千二百黍，重十二铢，两之为两，二十四铢为两。"[③]又《淮南子·天文训》云："十二粟而当一分，十二分而当一铢，十二铢而当半两。衡有左右因倍之，故二十四铢为一两。"此数说论铢两之制，各有不同。《淮南子》为汉淮南王安之书，史称淮南王安不奉汉法度，则《天文训》所称，自为其淮南王国之制，而非当世之制，不足数也。余子所论，则刘向西汉人，其所说自为西汉时之制；班固东汉人，其所记既与西汉异，则自为东汉时之制；颜师古注东汉时人之书，亦自宜以东汉时之制说之。盖东汉时以十黍为絫，十絫为铢，二十四铢为两，为上承西汉豆铢之制，而又小变之者也。郑康成东汉人，其注《仪礼》《礼记》，不用周时之制，而以其变西汉豆铢制为絫铢制之本朝制为说，殊属荒谬。缘东汉之制与周人之制，又大有不同故也。

孙思邈《千金要方》云："神农氏之秤，以十黍为一铢，二十四铢为一两。"又《荀子·富国篇》："割国之锱铢以赂之。"杨倞注云："十黍之重为铢。"其说与《千金要方》所云者合。荀卿周人，其所著书宜用周制，杨君注之，自应以周时之制为说。周因于殷礼，其制既为与神农氏之秤无殊。宜自黄帝以来，讫于商周，皆沿用神农氏之秤，而未加损益者也。

神农氏之秤，以十黍为铢，二十四铢为两。其两数为二百四十黍之重。东汉时之秤，以十黍为絫，十絫为铢，二十四铢为两。其两数为二千四百黍之重，大于神农秤者十倍。《汤液经》为伊尹所作，伊尹商人，其所著书，宜用商制。则《汤液经》中之两数，自宜为二百四十黍重之神农秤，而非二千四百黍重之东汉秤也必矣。

兹取二百四十黍，用今秤秤之，其重为三钱。又以本经中大剂大青龙汤之分量为准案之，大青龙汤每剂用麻黄六两、桂枝二两、甘草二两、杏仁四十枚、生姜三两、大枣十枚、石膏如鸡子大，以水九升，煮取三升，温服一升，一服汗者，勿再服。按其所云：煮取三升，温服一升，则是分为三服矣；一服汗者，勿再服，则是后二服将倾弃之矣。服下者仅一升，倾弃者多至三分之二，岂不可惜。今为不弃材计，只取其一服分量配服之，则麻黄六两，为当今秤一两八钱，三分之得六钱；桂枝、甘草二两，当今秤六钱，三分之得二钱；杏仁四十枚，三分之得十三枚余；生姜三两，当今秤九钱，三分之得三钱；大枣十枚，三分之得三枚余；石膏如鸡子大，三分之得如鸡子大三分之一。如是则是大青龙汤一服之分量，为麻黄六钱，桂枝、甘草各二钱，杏仁十三枚，生姜三钱，大枣三枚，石膏如鸡子大三分之一，与后人方书所列之分量，无有多大差别，乃悟后人方书分量，即系本此开成，为古方一服之分量，非其一剂之分量也。陈例既得，自应据援。今故举当谨遵本经各方中所例之分量，准以今秤，依其二服、三服，而二分、三分配服之。上不背古，下不违今。一则可免浪费，一则可免失于过轻过重之咎责云。又《千金方·序例》云：神农秤唯有铢两，而无分名。后人分为六铢为一分，四分为一两，凡《汤液经》方中之分数当按此定之。

又古方分药，间用升合。升合之制代有不同，亦宜明辨，不可混误。刘向《说苑·辨物》云："千二百黍为一龠，十龠为一合，十合为一升。"按此为西汉时代升合之制也。班固《汉书·律历志》云："一龠容千二百黍，合龠为合，十合为升。"④ 按此为东汉时代升合之制也。合龠者，二龠并合也，较西汉十龠为合之制小五倍。又韦昭《国语·周语》注云："黍百为铢，是为一龠，龠二为合，合重一两。"《读诗记》引崔集注云："古者为升，上径一寸，下径六分，其深八分。"按此为诗书时代，即商周时代升合之制也，亦则《汤液经》方中所用之升合也，较东汉时之升合，小十一倍。 按：据杨倞《荀子注》及《千金要方》所说，周时之制，当是以十黍为铢，一龠容十二铢，二龠为合，合重一两，韦说似有误。或者当时各国之中有行如韦说之制者欤，容后续考

《千金方·序例》亦云："药升方作，上径一寸，下径六分，深八分。今人分药，不复用之。凡方云半夏一升者，洗毕秤五两为正；椒一升，三两为正；吴茱萸一升，五两为正。"按其所说，并是先用药升，量其多寡，既又以神农秤秤之，得其比重，定以为则。以后分药，遂专恃秤，不复换取药升也。兹据《序例》所言者，详核而实计之。《汤液经》中，柴胡汤用半夏半升，半升即五合也；栀豉

汤用豉四合，四合即十分升之四也。《序例》言：半夏一升，其重五两，神农秤五两，当今秤一两五钱。柴胡汤用半夏半升，为重今秤七钱五分，柴胡汤又分为三服，其一服为半夏二钱五分。豉之升重，《序例》未言，揆其体质，与吴茱萸之升重，似亦不甚相远。今假定豉一升重五两，栀豉汤用豉四合，煮分二服，则一服为豉二合，重一两，当今秤三钱。又栀豉汤每剂用栀子十四枚，分为二服，其一服得栀子七枚。今拣栀子大者七枚，用今秤秤之，为重二钱，与豉二合三钱之重，正相当配，并无铢两筳楹⑤之异。噫！此可以见《汤液经》方之升秤矣。夫升秤今古有大小，枚个今古无大小也。以枚个之多寡，配升合之多寡，则升合之大小可知；以升合之多寡，配秤权之轻重，则秤权之大小可知。不但此也，《汤液经》方之五苓散、四逆散，每服均仅方寸匕，其他汤剂，安得竟如牛药也哉！此可以见《汤液经》方之升秤矣。

又按《汤液经》方后，以水几升煮取几升等语，悉为后人所增。原文仅为右几味、煮分几服，数字而已矣。识其为如此者，因以径寸之升量水，足其所言之数，去淹没诸药而溶煮之之量，差欠尚远。意此升数，必是汉代之师，以汉制之升而拟定之者也，或即伯祖、仲景、《胎胪药录》《平脉辨证》师徒之为也，是亦不可不辨。

【注释】

①黍：谷物名，子粒黏，色黄，古代重要粮食作物之一，可供食用或酿酒。《说文》："黍，禾属而黏者也。"

②絫：音lěi，累（lěi）的古字，古代重量单位。《说文》："絫，十黍之重也。"

③一龠容千……铢为两：据出土文物考古实测：汉光和大司农铜权，铸于东汉灵帝光和二年闰二月二十三日（公元179），为十二斤权，实测为2996克，一斤为249.7克，约等于250克。由是可知汉制重量今古换算：汉一斤=今250克，汉一两=今15.625克，汉一铢=今0.65克。龠：音yuè，古代容量单位。二十分之一升，即半合（gě）。《汉书·律历志》："合龠为合，十合为升。"汉一龠黍今重7.8克。

④ 一龠容千……十合为升：据出土文物考古实测：汉一合＝今20ml，汉一升＝今200ml，汉一斗＝今2000ml，汉一斛＝今20000ml，汉一寸＝今2.3cm，汉一尺＝今23cm，汉一丈＝今230cm。

⑤ 筳楹：筳，音 tíng，小竹枝。《说文》："筳，缲丝筦也。"楹，音 yíng，柱子。《说文》："楹，柱也。"此处比喻巨细悬殊之大。

【解读】

对度量衡的考证有参考价值。

汤液经附录终

223

跋

　　杨君绍伊①与余同学于经学大师井研廖先生②。杨君愿学孔子，兼受古医经。杨君妻死子夭，遂不复家。"民国"十九年③尽散家财，翌年飘然出游。初之渝④，又翌年⑤东之沪⑥，又翌年之宁⑦。二十五年⑧重之沪，遂不复他之。居陋巷，安贫乐道，不求闻达，遁于医而隐焉。近考次《汤液经》，成书八卷，校勘考订，几复古经之旧。精湛妥帖，殆非叔和所及，于是世之治国医者，于方脉有定识，于据注有定本。叔和撰次，亦可以废矣。余早岁亦尝治此，哀⑨然成帙，然用力不如杨君勤。既读杨君之书，乃尽弃己辑，乐就杨君之书稍稍补修之，刊印传诸世。又以余旧制两表附其后，更相发明焉。杨君之学于廖师也，盖私淑颜渊，故初名思复，字回庵，号履周。而颜子固周人，名回，后世尊为复圣者也。日寇陷沪，杨君名籍为昭和年号所污，耻之，遂易其名为今名。杨君又著有《论语绎语》⑩二十卷，《语助词薮》⑪二卷，经子杂文若干篇。其文欺迫清儒，可以承廖师学。呜呼，杨君之得以传⑫其人，岂医籍也哉。杨君诚今之颜回也已。

戊子⑬冬至华阳刘复⑭谨跋

六经方治分合表

少阴						少阳					阳明		太阳						
吴萸	桃花	白通	真武	猪肤	连胶	白虎	猪苓	黄芩	十枣	陷胸	抵当	承气	瓜蒂	柴胡	栀豉	青龙	葛根	麻黄	桂枝
厥阴少阴	少阴太阴		少阴			三阳			少阳太阳		太阳阳明	阳明	太阳少阳		太阳阳明				太阳

表里三病六法表

里														表					
温里				养阴		利			下				吐	汗					
吴萸	桃花	白通	真武	猪肤	连胶	白虎	猪苓	黄芩	十枣	陷胸	抵当	承气	瓜蒂	栀豉	柴胡	青龙	葛根	麻黄	桂枝
伤寒				温病										中风					

【注释】

①君绍伊：名师尹，字绍伊，生卒年月不详，四川成都人。早年师从清末民初今文经学大师廖平习儒，兼习医。二十五年（1936）定居上海，为沪上川派儒医。先生著书、行医、安贫乐道，直至二十世纪四十年代末辞世，高风亮节，可比古之颜回。医学著作有《伊尹汤液经》，儒学著作有《论语绎语》《语助词覈》等。

②先生：即廖平先生，生于清咸丰二年（1852），卒于民国二十一年（1932），四川井研县人。清光绪十五年（1889）己丑科进士，清末民初今文经学一流大师。初名登廷，字旭陵，号四益；继改字季平，改号四译；晚年更号六译。幼家贫，苦学不缀。入成都尊经书院，先从大学士张之洞学乾嘉朴学，继师湘潭王壬秋（闿运）学《公羊》，崇尚今文经学，崇今抑古之论直接影响维新变法之康有为。其一生治学凡六变，以孔子经学为宗，包赅古今一切学问，适时应变，要在回应中国西化，不失中华固有精神之主导。先生学贯天人，包综百家，晚通医道，术究农黄。著有《四益馆经学丛书》，后又增益为《六译馆丛书》。

③民国十九年：农历庚申年，公元 1930 年。

④渝：指重庆。

⑤翌年：次年。翌，音 yì。

⑥沪：指上海。

⑦宁：指南京。

⑧二十五年：民国二十五年，农历丙子年，公元 1936 年。

⑨裒：音 póu，聚集。《尔雅·释诂上》："裒，聚也。多也。"

⑩《论语绎语》：杨绍伊研究《论语》的儒学著作。以《论语》正文为经，编辑他书孔子相关言论为纬，训诂字词，诠释篇段，将考据、辞章、义理结合，以明经义，述孔子本怀。绎：《说文》："绎，抽丝也。"引申为寻求端绪，推究源头。

⑪《语助词覈》：杨绍伊研究传统小学的朴学著作。搜辑汉语助词，敷列明、清朴学家相关研究论述，引经据典，一一考证核实，全面恰当评析。覈：音 hé，考核。

⑫ 传：音 zhuàn，为其作传。

⑬ 戊子：民国三十七年，农历戊子年，公元 1948 年。

⑭ 刘复：字名叔（1897—1960），原籍四川双流华阳镇，后迁居成都。少时就读于成都府中学堂、四川存古堂，课余从祖父、外祖父习医。曾师从清末民初今文经学大师廖平习儒。民国十五年（1926）移居上海行医。民国二十六年（1937）创立中国古医学会。刘氏行医四十余年，精于内科，兼擅妇、儿，用药灵活，善起臌胀、肿瘤等疑难大症。治杂病以虚实为纲，治实重在攻邪，补虚重在温阳，为沪上川派名医。早期出版有《时疫解惑论》《伤寒霍乱训解》《素问痿论释难》《神农古本草经》等，后期出版《华阳医说》《鲁楼医案》。与本书作者杨绍伊为同门好友，曾补修《伊尹汤液经》。本书得以出版，实赖刘氏夫妇之力甚多。

【解读】

此两表附于书的最后，无文字说明，不过从书后跋可知为刘复所附。李鼎教授在 2003 年第 4 期《医古文知识》中附注说明为刘民叔所附，并指出："刘师此两表，与杨师前表（二十二主方表）相比较，后者增加了归属养阴法的猪肤汤和黄连阿胶汤二汤，五法因成六法。"另还有不同者，前者是二十二主方，此两表是二十主方，少了防己地黄汤和龙牡救逆汤。

应当注意的是，卷首后和跋中的表格均反映了作者存在以下两个主要问题：

一者，认识病位仍停留在《汤液》时代，《伤寒》的病位与《汤液》的病位一样，只有表和里，未看到已出现了半表半里的病位概念。

二者，对《伤寒》六经的认识不清，这当然与病位概念分不开，不过更关键的是受《难经》"伤寒有五"的影响，认为《伤寒》主讲中风、伤寒、温病三病，而不认为是主讲六经辨证和辨方证，故所举六法不是《伤寒》六经的六法。有关六经实质，前已论述，兹不再赘述。